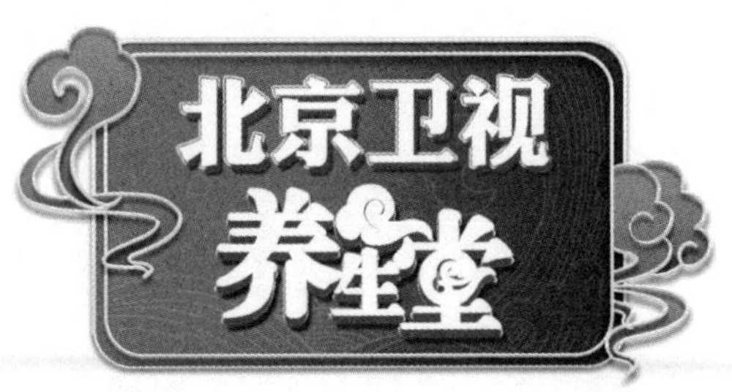

给女人的
7堂健康课

北京电视台《养生堂》栏目组 / 著

江苏凤凰科学技术出版社 · 南京

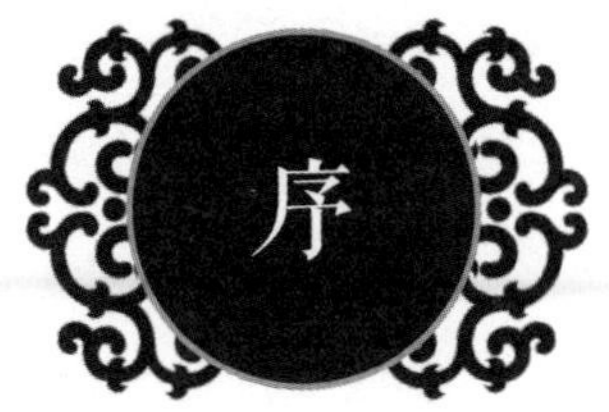

养生堂与你健康同行

北京卫视《养生堂》栏目自 2009 年 1 月 1 日开播以来，便深受广大观众的喜爱。也正是他们每天 17：25 在电视机前的忠实守候，给了栏目组一路砥砺前行的信心和勇气。经过 10 多年的风雨洗礼，如今我们可以骄傲地宣称：《养生堂》已经成为中国较大的健康养生普及课堂之一。它影响着、引领着、改变着亿万中国人的健康观念与生活方式，为推进“健康中国”的国家战略发挥了积极作用。

12 年来，《养生堂》始终将“献给亲人的爱”作为栏目的核心宗旨：不仅要为观众带去健康常识，而且要像对待亲人一样，帮助观众树立健康的生活理念，传递积极、乐观的人生态度。这种家人般的情感共鸣让《养生堂》区别于其他养生节目，能够在理性的医学分析中，渗透满满的爱与正能量。

2015 年 9 月 18 日，《养生堂》录制了一期“关注阿尔茨海默病”的特别节目。开场时，主持人悦悦特意将姥姥留下的戒指戴在了自己手上——她的姥姥就是因为阿尔茨海默病去世的。而本期嘉宾——来自北京中医药大学的国家级名老中医田金洲教授，也是因为母亲逝于阿尔茨海默病，而将毕生精力投入到相关领域的研究中。《养生堂》节目组成员及医疗专家一直秉持的同理心让《养生堂》成为一个有温度、有情怀的节目。

当然，只有温度和情怀是不够的。《养生堂》一直将专业性、科学性、普及性和公益性作为节目的立足点。

专业性是《养生堂》栏目的品质保障。在医疗专家的准入机制上，《养生堂》将健康类节目规定的专家标准不断提高，主讲嘉宾从三甲医院副主任医师，一路提升到科室主任和学科带头人。12 年来，《养生堂》共邀请了全国医疗专家上千人，重磅推出的“院士系列、院长系列、中华医学会主任委员系列、国医大师和国家级名老中医系列节目”都受到了极大关注。

科学性是《养生堂》栏目的生命基础。养生类节目关乎生命健康，为此，我们坚持与专业医院合作，追踪最新的科研成果，介绍最前沿的医疗技术和手段。我们常年紧密合作的医院包括协和医院、北京医院、中日友好医院、阜外医院、安贞医院、北京大学第一医院、解放军总医院、北京中医医院、中国中医科学院附属医院等多家三甲医院，它们既为栏目提供了专业而稳定的专家资源，也保障了节目内容的科学性。在这个基础上，栏目组依旧坚持深入采访，多方求证，力求得出最可信的结论。我们坚信：赤诚的医者仁心，唯有严谨的科学精神可以承载。

普及性是《养生堂》栏目的制作标准。我们把“听得懂、学得会、用得上”作为节目制作的“九字宝典”。每一期选题我们都要考虑观众的普遍需求，和主讲专家反复沟通内容，在呈现方式上最大限度地融合专家讲解、病例分析、科学实证、动画演示、道具展示及体验互动等手段，试图将深奥的医学知识“翻译”成观众一看、一听就懂的电视语言。这一制作过程复杂而艰辛,但一想到观众观看节目时豁然开朗、有所收获的表情,我们便甘之如饴。

公益性是《养生堂》栏目的天然使命。我们积极与国家卫计委、北京市卫计委合作,结合疾病防治日陆续推出了“爱眼日、爱耳日、防治高血压日、防治肥胖日、防治结核病日、护士节”等特别节目。2017年3月25日,《养生堂》开展了“心脑健康中国行”大型公益科普活动。《养生堂》每期的主讲嘉宾都是“零片酬”出镜,他们把《养生堂》当成公益讲座,和我们共同维护着《养生堂》的公信力和美誉度。

付出总有回报,坚守创造奇迹。随着名气和口碑的不断提高,《养生堂》栏目的观众群体也日益壮大,仅在2015年就拥有7亿的累计收看人次。《养生堂》官方微博、微信每天收到的留言也有数千条。不少观众表示:早已将看《养生堂》当作每天的“健康功课”,各种节目笔记已经记了数十本。这些热心观众的反馈对《养生堂》栏目组而言,既是莫大的鼓励,也意味着沉甸甸的责任。

时至今日,我们发现,仅仅将《养生堂》视频节目做好已远远不够。为方便广大观众朋友更便捷、系统、深入地学习《养生堂》节目中的养生知识,我们以社会热点和观众焦点为依据,将3000多期的《养生堂》节目去粗取精,重新优化,并组织专家整理编写成书。

这套《养生堂》书系涵盖视频节目里的所有优质内容,包括:顺时养生、大病防治、心理健康、女性健康,以及营养、保健、运动等相关知识。《养生堂给女人的 7 堂健康课》以“女人养生养颜、防病抗衰智慧”为主题，将《养生堂》电视节目中相关的内容精心疏理、完美呈现在这本书里。《养生堂给女人的 7 堂健康课》结合传统中医与现代医学对于女性健康的智慧，由北大医院、协和医院等国内知名三甲医院的几十位著名医学专家现场“会诊”、倾囊相授，传授现代女性的养生养颜、防病抗衰之道。本书内容全面，知识权威，通俗易懂，完美契合现代女性的健康需求，助力女性朋友健康生活，永葆青春。

我们渴望将最专业的养生知识以最通俗易懂的形式带给读者，因为《养生堂》传递的不只是健康知识，更是人文关怀。我们希望可以通过《养生堂》节目和这套书，陪你一起穿越人生风雨，在健康的道路上安稳地走下去。

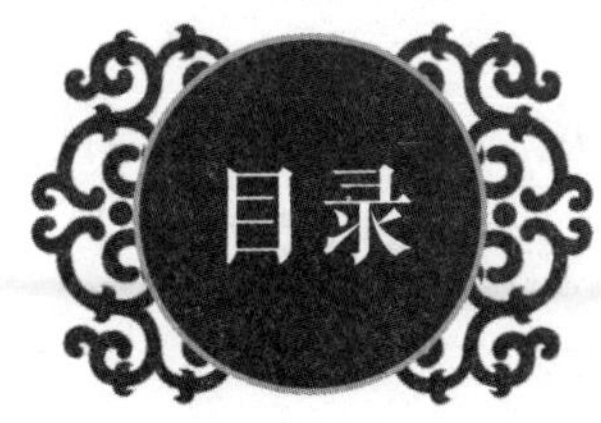

目录

第一章 别让“私密”问题害了你，警惕盆底发出的求救信号

第二章 肺癌、乳腺癌，隐形“胸”险正悄然来袭

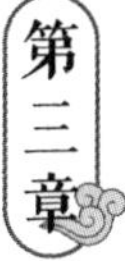

第三章 身体状况不断，原来是更年期在作怪

第四章 月经异常、痛经、闭经，你以为的“小毛病”可能是个大麻烦

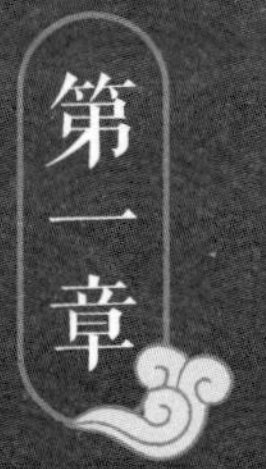

别让“私密”问题害了你，警惕盆底发出的求救信号

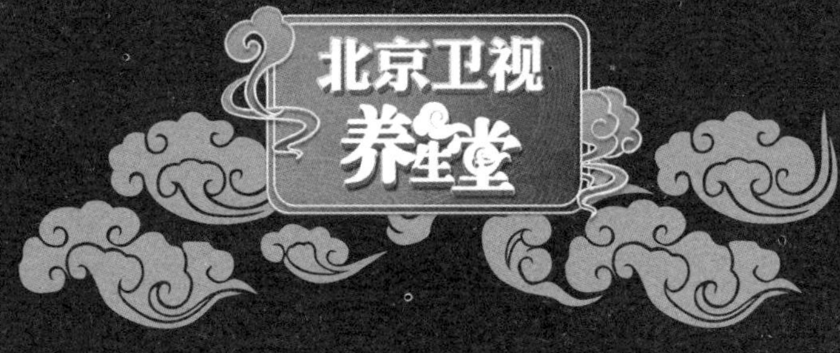

警惕“社交癌”，为盆底撑起保护伞

盆底像一个“吊床”撑在我们体内，它的功能一旦受损，会直接导致“社交癌”的发生。根据调查显示，我国 45 岁以上的女性中，近四成在遭受一种“社交癌”的困扰，而就诊率不到 5%，这种可怕的“社交癌”就是尿失禁。如果有尿意，就要马上去厕所，或者听见流水声就憋不住尿，往往属于急迫性尿失禁，这种尿失禁能够通过药物根治。而在咳嗽、打喷嚏、抱孩子、提重物时憋不住尿，称为压力性尿失禁，这种尿失禁又分轻、中、重三度。人们很少关注盆底的健康，而那些饱受疾病困扰的人也往往因羞于启齿而独自承受。

健康候诊室

主持人：我们在度假的时候，尤其到了海边，会在两棵大树中间搭一个吊床，然后人躺在上面舒服地悠来悠去。如果我们的身体当中有这样一个吊床，大家想想会在哪儿呢？在考古当中，我们身体里的“吊床”是区分性别的关键部位。我们身体里的“吊床”，就是盆底。在女人的一生当中，盆底随着承重情况发生变化，如果它的功能出了问题，就会导致一种“癌症”的发生。今天我们提到了盆底，提到了“吊床”，肯定要围绕它讲很多知识。

王健六：女性盆腔里面有六大脏器，分别是膀胱、尿道、子宫、阴道、直肠和肛门。这六大脏器都在这一个狭小的盆腔里边，依靠什么力量才撑住它们不垂下去、掉出来？答案就是盆底。盆底像“吊床”一样，在骨盆腔的底部把盆腔的六大脏器托起来。

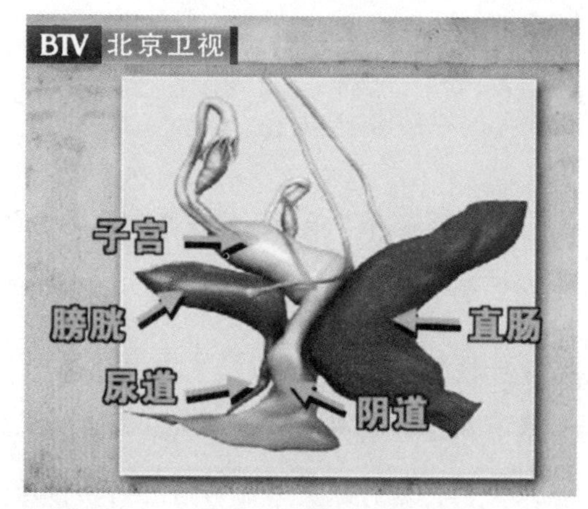

主持人：如果这个“吊床”本身出了问题，不工作了，就有可能导致一种“癌症”的发生。

王健六：“吊床”就是盆底，女性有一种疾病被称为“社交癌”，就是尿失禁，一旦患上之后，生活质量大打折扣。尿失禁不能控，这样的疾病严重影响生活质量，所以我们就把它称为“社交癌”。

主持人：“尿失禁”是非常常见的疾病，很多人出现这种症状就觉得自己年纪大了，身体功能在下降，还有相当一部分人不好意思跟老伴、子女说，没有认识到它是一种需要诊治的疾病。

名医会诊

王健六 | 北京大学人民医院妇产科主任

盆底疾病为何“偏爱”女性？

女性的盆底类似于一艘水面上的船，船能够漂浮在水面上，靠的是什么？

水。我们盆底的各种肌肉就是我们的水面，要保证船能靠岸，我们还需要一条索，这条索可以说是我们的肌肉和韧带，维持着盆底功能的正常。如果肌肉和韧带出了问题，就会造成盆腔脏器出现不同程度的下降！主要导致的疾病有：子宫脱垂、膀胱膨出、直肠脱垂，还有不同程度的尿失禁，尤其是压力性尿失禁、性功能障碍，还有慢性盆腔痛。

我们提到盆底功能障碍性疾病，就要看一下盆底，了解一下盆底的情况。

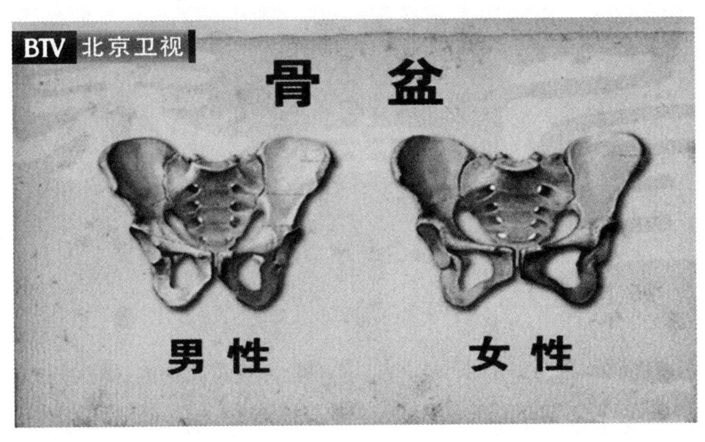

男女都有骨盆和盆底，但男性和女性不同。女性的骨盆比较宽大，因为女性承担着孕育、生产的责任；而男性的骨盆比较深、比较窄，一般不会出现盆底功能障碍的问题。

女性特有一些疾病，主要缘于其不同于男性的盆底结构。女性盆底就像吊床一样，当肌肉和韧带的力量不够的时候，盆腔内的器官就会往下移，发生脱垂。盆腔底部有子宫、膀胱，盆腔器官的下移或脱垂会引发功能障碍性疾病。

“社交癌”的症状表现与形成机制

紧迫性尿失禁就是尿急，是一个非常常见的问题，它最典型的症状就是看见厕所就想去，听见流水声就想尿，控制不住就会尿出来。一些老阿姨到厨房洗碗洗菜，水声一响立马憋不住尿出来一些，这种情况就叫紧迫性尿失禁。如果你有紧迫性尿失禁的症状，就应该去看医生，在排除器质性病变之后，服用药物可以控制病情。

咳嗽、打喷嚏、吵架、抱孩子，这四个生活当中的场景都有可能诱发尿失禁，它们有一个共同的特点：肚子要用力。腹压突然增加，膀胱里边的尿控制不住，就会流出来，这就叫压力性尿失禁。当然，咳嗽、打喷嚏是没有意识准备的突然性腹压增加，表现更加典型。

根据病情的严重程度，我们采取不同的干预措施。在咳嗽、打喷嚏、搬重物等腹压突然增加的时候，出现尿失禁属于轻度，也叫一度。二度就是快步行走，如追公交车、快步走、上下楼梯、打羽毛球突然扣球等，这种情况属于中度压力性尿失禁。最重的就是三度，坐着不动没有问题，一旦站起来，体位发生改变，就会有一部分尿排出来，这属于重度的压力性尿失禁。

咳嗽、打喷嚏、搬重物导致的尿失禁是盆底障碍疾病的一个相关的因素，真正影响盆底功能的是另外一个重要的因素，就是妊娠、怀孕和生孩子。

对于老年的女性朋友来说，可能有一个常见的问题就是便秘。我们在排大便的时候，不管你是蹲便还是坐便，腹部肯定要用力，用力就会增加腹压，长期便秘会引起盆底功能的障碍。另外，我们在锻炼的时候，实际上有一些动作也会增加腹压，那么如何判断腹压是否增加？有一个简单的方法，你在做运动的时候，可以把手放在肚子上，如果肚子是软的，说明腹压没有增加；如果你做运动的时候，肚子绷着，腹压就增加了。腹直肌的收缩力量加在腹腔，腹腔向下到盆腔，最终压在盆底。一旦盆底功能受到影响了，就会影响到排尿和排便的功能。老年的女性朋友，洗衣服一定要坐在凳子上，而不是蹲着，如果蹲着的话，腹直肌就一定是收缩的，腹腔的压力就增加了。所以，应避免蹲着做家务，拿一个小凳子坐着比较好。有一些爱美的女性穿调整形体的内衣，那些所谓能够帮助女人恢复好身材的衣服把我们的肉都挤到身体里面去了，而挤到身体里面之后，就会造成压力性的尿失禁。

我们把尿失禁主要分成两大类，一类是尿急，想尿就要去尿，控制不住，称为急迫性尿失禁；一类是忽然咳嗽、大笑、打喷嚏等腹压增加时发生的尿失禁，就叫压力性尿失禁。

女人生育过程让盆底很受伤

正常子宫的重量只有50克，等到足月妊娠的时候，子宫本身加上胎儿、羊水、胎盘等，重量达到10千克左右。子宫从50克逐渐增加到10千克左右，会对盆底造成慢性的损伤。在孩子出生的一瞬间，在胎头娩出的时候，盆底的肌肉组织被动地、充分地伸张扩展，造成的损伤还是比较明显的。怀孕期间对盆底造成的是慢性损伤，而在分娩的时候对盆底造成的是急性损伤。

孕育孩子给女性身体造成了非常大的创伤，年轻的时候感受不明显，年纪大了以后或者到了某个年龄段，问题才凸显出来。盆底功能障碍疾病的高发年龄是50~80岁，随着年龄的增长，发病率会逐渐增加。女性绝经以后，盆底功能障碍疾病的发生率会明显增加，为什么？因为女性绝经以后，体内的雌激素水平明显下降，体内组织肌肉的代谢也会下降，组织就会逐渐退化、松弛，所以说年龄越大，盆底功能障碍疾病发病率越高。如果一个女性比较肥胖，长期便秘，慢性咳嗽，那么腹压长期出现增加的情况会使盆底功能障碍疾病的发病率明显增加。

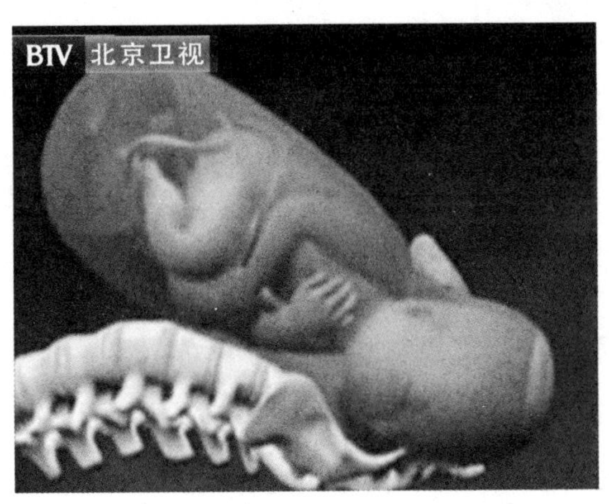

所以，女人在生孩子之后，一般需要休养42天。为什么是42天？因为子宫从50克到几千克那么大，需要时间恢复。正常宫颈是闭合的，生孩子以后要扩张。这些盆腔脏器、生殖器官恢复到正常状态，需要六周时间。

第 42 天的时候，新妈妈要做妇科检查，盆腔脏器应该恢复正常，或者接近正常。如果检查结果是正常的，说明身体恢复好了，之后定期来医院检查即可。如果盆底功能检测发现盆底肌肉出现损伤，那么这个产妇应尽快进行相应的恢复性训练和干预，让盆底功能尽快恢复到正常状态，避免在几年后发生尿失禁、子宫脱垂等问题。

盆底器官的健康全靠一个“吊床”把它们维持在一个正常的状态，一旦盆底出了问题，会严重影响女性朋友的生活质量。每一个女性朋友都应重视自己的盆底健康，以及每一个做子女的人，都应该要关注妈妈这方面的健康问题。

健康自修课

锻炼盆底肌功能，远离“社交癌”

美国加利福尼亚大学的研究人员发现，有一种运动有助于女性改善尿失禁的状况。这个运动方法叫“盆底肌功能锻炼”，具体方法就是练习收缩肛门及会阴周围的肌肉。这个运动可以在任何场合做，包括现在。我们在收缩肛门和会阴周围肌肉的时候，要记住一点，就是要放松腹部肌肉。如果感觉到腹部的肌肉变柔软了，就可以开始运动了，一般建议做 150~200 次。这个运动，早晨做 5 分钟，晚上做 5 分钟。最简单易行的方式就是在床上进行锻炼，放松自己的肌肉，双腿曲膝，这样的话，身体处于一个放松的状态，然后收紧肛门及会阴周边的肌肉，这样就达到了锻炼盆底肌功能的目的。

我们在日常生活中，应尽量避免增加腹压的活动。我们要保持大便通畅，有慢性咳嗽的话应尽早去看医生，治疗咳嗽。女性朋友不管是买菜，还是提东西，重量都不要超过 5 千克。女人要主动为自己减负，避免"尿失禁"发生在自己身上。希望大家可以正视这个问题，只有正视这个问题，才会解决这个问题。当然，我们也希望大家注重预防保健，远离这种疾病。

宫颈，守护健康的“警报器”和“防护墙”

子宫是女性非常重要的器官，孕育子女的场所。日常生活中，如果女性朋友疏于防护，子宫就可能会发生感染、炎症等。宫颈作为子宫的防御屏障，对子宫有一定的防护作用。在体检时，很多女性朋友都发现了不同程度的宫颈糜烂。大部分人都认为宫颈糜烂很可怕，听上去就像宫颈烂掉了一样，容易出现大问题。有一部分人甚至认为宫颈糜烂如果不积极干预，就会有癌变的可能。事实是这样吗？近些年，我们经常听说一些女明星因为宫颈癌离世，那么宫颈癌到底是一种怎样的疾病？哪些人容易患宫颈癌？患上宫颈癌以后的结局难道只有死亡吗？

健康候诊室

主持人：如果梨象征着我们女性体内的一个脏器，那是哪个脏器呢？

王建六：一个倒着的梨形象地展现了子宫的形态。上面比较粗大的部分，我们叫子宫体，而下边稍细的部分叫作宫颈。宫体加宫颈，就构成了一个完整的子宫。子宫是女性非常重要的一个器官，孕育子女的场所，如果疏于防护，就容易患上炎症、肿瘤等疾病。好在它有一道防御的屏障，来避免一些疾病的发生。

主持人：子宫有一道防御的屏障？这个屏障是我们后天加的，还是先天就有的？

王建六：子宫先天就有一道防御屏障。子宫通过阴道与外界相连，因此更容易受到外界环境中细菌、病毒的影响，从而出现各种各样的疾病。子宫区域发生的各种病变，如炎症、损伤、肿瘤，以及癌前病变等，是女性最常见的疾患，但是女性身体里有一道天然的屏障，有助于保护子宫不受外界侵害。

名医会诊

王健六 | 北京大学人民医院妇产科主任

子宫的防御屏障——宫颈

女性的宫体就像吹大的气球，宫颈就相当于气球口的部位，非常重要。一旦宫颈发生了问题，就会影响到子宫的生理功能。

宫腔向下是宫颈，通过宫颈和阴道相通。阴道是有细菌存在的，怎样才能阻挡这些细菌进入子宫腔呢？完全靠宫颈。宫颈比较狭小，宫颈管通常处于闭合状态，宫颈管黏膜还分泌黏液，形成黏液栓，把整个宫颈堵塞，这样子宫内的分泌物可以流出来，但阴道里边的细菌无法上行到达宫腔。因此，我们说，宫颈是子宫天然的防护屏障。

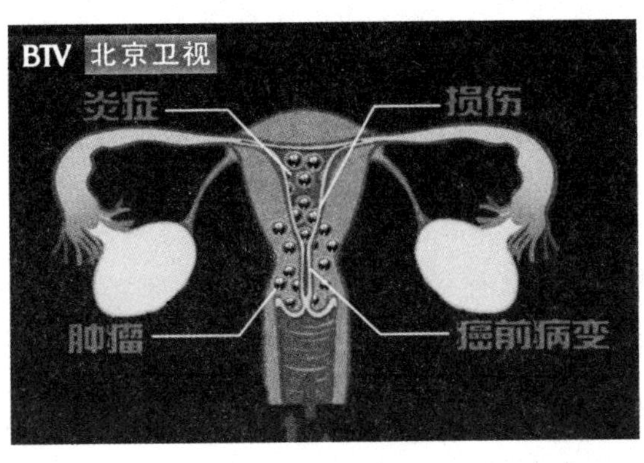

我们之前看过很多新闻报道，一些女性，包括明星，因为患上了宫颈癌，失去了生命。舞台上星光闪耀的女明星因宫颈癌而香消玉殒，将宫颈癌这个令女性闻之色变的疾病推到了公众的面前。宫颈癌到底是一种怎样的疾病？患上它的结局难道只有死亡吗？

宫颈癌意味着死亡吗？

宫颈癌是常见的妇科恶性肿瘤，容易在早期发现。规范治疗的话，大部分患者的病情都可以得到有效控制，甚至可以治愈。

大众对于宫颈癌的了解比较少，很多人都是从梅艳芳患病开始知晓这个病的。据了解，中国女性的宫颈癌发病率占全球宫颈癌年度发病率的 14%，而死亡率占全球宫颈癌年度死亡率的 12%。在中国，每年死于宫颈癌的病例约 34000 例，是 15~44 岁的女性群体的第六大死亡原因。我国每天约有 93 位女性死于宫颈癌。

从以上的数据中，我们可以看到，宫颈癌发病率比较高，而且严重威胁女性健康。另外，宫颈癌患者在治疗过程中可能会出现一些问题。有的人得了宫颈癌，根据病情需要切除子宫，但患者不同意。后期，宫颈上的癌灶长大了，患者太痛苦了想做切除手术，却已经失去了最佳的手术时机。如果患者能在最初诊断时进行规范治疗的话，就能够得到一个比较好的结果。

虽然宫颈癌发病率比较高，但只要及早发现，并且配合治疗，是有治愈的可能性的。那么宫颈癌的早期，到底有什么表现？宫颈癌有哪些征兆？

宫颈癌的早期症状

身体一旦出现了问题，尤其是与宫颈癌密切相关的问题，就要立刻看医生。接触性出血是宫颈癌最常见、最典型的症状，即性生活以后，阴道有出血现象。一旦出现了这样的症状，得赶紧去医院看医生。

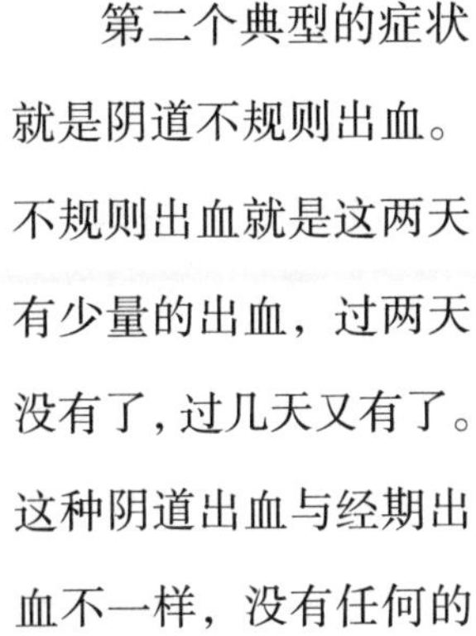

第二个典型的症状就是阴道不规则出血。不规则出血就是这两天有少量的出血，过两天没有了，过几天又有了。这种阴道出血与经期出血不一样，没有任何的规律，量少，时有时无。如果出现这种情况，也应该到医院去做检查。

第三个典型的症状就是阴道排液，白带的增多，甚至出现血水样的白带。有些女性朋友可能没有性生活，或者没有出血，但是白带增多，还有异味，有时候有水样的或血水样的白带。如果出现了这种情况，就一定到医院去检查。

如何筛查宫颈癌？

宫颈病变筛查在国内外都通用一个三阶梯的方案：第一步是到医院做一个妇科检查——在宫颈上取一点细胞来化验。如果宫颈表面的细胞有异体，与正常的细胞形态、表现不一样，就会进入第二步——在阴道镜下进行检查。如果医生通过阴道镜发现宫颈有可疑的病变部位，就进入第三步——在阴道镜的指导下，把可疑病变部位的宫颈组织用活检钳取一点再化验。

一般来讲，通过以上三步，

90% 以上的宫颈病变都能够诊断出来。

什么是宫颈糜烂?

宫颈糜烂是女性朋友们非常熟悉的名词。据了解，80% 以上的成年女性都曾被医生诊断为患有不同程度的宫颈糜烂。宫颈糜烂究竟是一种怎样的疾病？它与女性朋友闻之色变的宫颈癌之间又有着怎样的联系呢？

正常的宫颈表面光滑发亮，有很多层细胞覆盖在上面。如果宫颈发生了糜烂，肉眼看起来就会红红的。宫颈糜烂为什么看起来红红的呢？因为宫颈表面的细胞变成单层了，细胞下面红色的血管掩盖不住了，展现出来的颜色就是红色，表现为糜烂。

多层细胞变单层细胞，原因可能是什么？一种是生理原因造成的，通常宫颈管的黏膜是单层细胞，宫颈管里边的黏膜外移到宫颈的外口，就形成单层细胞。另外一种是由炎症感染等造成的，复层细胞损伤掉了，就变成了单层细胞。

宫颈糜烂并不是说宫颈烂掉了，它只是细胞层数的变化，并不是一个疾病。医学教材已经把宫颈糜烂这样一个所谓疾病的名称去掉了。

那么，如果女性朋友被查出宫颈糜烂，还需要理会吗？需要。如果我们的身体出现了一些相关的症状，那么一定要尽早去医院看医生。

宫颈糜烂与宫颈癌的关系

宫颈糜烂不是一种疾病，大家不要过度地担忧，但在临床上，有几种宫颈糜烂的情况需要干预和处理。一种是糜烂的面积比较大，有接触性出血，如性生活出血。糜烂的面积比较大，宫颈表面的细胞从多层变单层以后，它的抵抗力就下降了，就容易引发细菌感染，导致白带增多、变黄或异味，出现感染炎症等情况。在这种情况下，我们就要进行干预。还有一种情况，宫

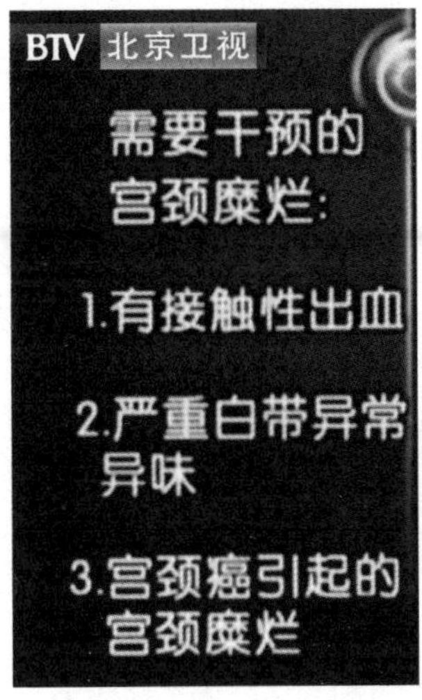

颈看着像糜烂，实际是宫颈癌。宫颈癌有多种表现，有一部分宫颈癌的表现就是肉眼看起来像宫颈糜烂。在这种情况下，患者需要到医院进行三阶梯的筛查，确诊是否患上了宫颈癌。所以说，如果女性朋友出现了宫颈糜烂，应到医院看医生，医生会根据检查的结果来判定是随访观察、药物治疗，还是进一步检查，明确它的性质。

宫颈癌的发病年龄有两个高峰期，第一个高峰期在40岁左右，第二个高峰期在60岁左右。40岁左右的女性朋友容易罹患宫颈癌的主要原因在于，二三十岁的女性性生活频率较高，卫生清洁不佳容易引发感染，经过几年以后，在40岁左右发生病变。宫颈癌的另一个发病高峰期在60岁左右，对于中国女性来说，大概在50岁左右绝经，绝经后雌激素水平下降了，抵抗力降低了，容易患上一些疾病，如病毒感染，经过一段潜伏期，到了60岁左右就会发病。因此，年龄大的女性朋友，如果白带增多，出血不正常，就应尽早到医院去诊治。

女人上了年纪，到了绝经期以后，可能会认为子宫的作用不大了，认为性生活减少了，甚至没有了，子宫就不会出现问题了。其实，绝经后的女性一旦出现宫颈糜烂，得宫颈癌的概率更大，不容小觑。在此提醒女性朋友，如果在绝经以后体检发现了宫颈糜烂，千万不要不以为然，一定要去医院查一查。

HPV（人类乳头瘤病毒）与宫颈癌

2008年，德国病毒学教授哈拉尔德·楚尔·豪森获得了诺贝尔生理学或医学奖，获奖的原因是他发现了HPV与女性宫颈癌之间密不可分的关系。他指出某些类型的HPV感染就是宫颈癌的发病原因。

HPV感染是诱发宫颈癌的一个重要的，甚至可以说是必不可少的病因。宫颈癌不会传染，但是引发宫颈癌的重要病因——HPV会传染。

女人的一生，感染HPV的概率竟然高达80%，是不是感染了HPV的女性都会患上宫颈癌呢？

高危型HPV与宫颈癌之间有着密不可分的联系，但是很遗憾，感染了高危型HPV的人群并不会有什么特殊的症状，因此只能通过专业的HPV筛查，及早发现。HPV有100多种类型，实际上可以引起宫颈癌的病毒类型只有几十种。在这几十种病毒类型中，与宫颈癌高度相关的病毒只有10多种。因此，我们把这10多种与宫颈癌密切相关的HPV叫高危型HPV，其余病毒可以引发感染，也可以引起宫颈的病变，但不会诱发宫颈癌。在临床上，宫颈病变的筛查对象就是高危型HPV。

女性朋友通过体检，或者自行到医院筛查HPV，如果检查结果报告单上面写着HPV高危型阳性，下面就会有很多注解，如HPV是宫颈癌的重要诱因等。这时，患者会很紧张，甚至到医院要求医生把这个病毒去除。其实，我们不必慌张，如果HPV感染是阳性，还要再做一个细胞学的检查——宫颈脱落细胞学检查。如果脱落细胞学检查是正常的，那就说明你尽管有病毒感染，但没有引起细胞的变化，可以不用处理，因为大部分的病毒会在免疫系统的作用下自行消退，定期复查就可以了。

定期复查，多久一次呢？一般是10~12个月。大部分病毒可以在两年内消退，过早过频的检查意义不大。如果你发现自己感染了高危型HPV，过一年左右再去检查，没准儿它就变为阴性了。如果检查结果变为阴性了，你就无须担心这个问题了。假定过了一年又检查，高危型HPV还是阳性，证明它一直在持续感染的状态，就有可能引起病变，所以我们就要再做宫颈病变的筛查看细胞有没有发生变化。如果细胞发生了变化，就要进行“三阶梯”检查；如果细胞没有变化，我们还要继续观察。

健康自修课

HPV 疫苗的相关知识

很多疾病或病毒感染都可以通过疫苗来预防，如麻疹、风疹等。在国外，12~16 岁的女孩就要接种 HPV 疫苗。一些女性朋友可能会问，如果已经有了性生活，但是 HPV 的检查结果是阴性的，可以接种 HPV 疫苗吗？答案是肯定的。现在，国外常用的有两种 HPV 疫苗，一种疫苗可以预防四种高危型 HPV，即四价疫苗；另外一种疫苗可以预防两种最常见的高危型 HPV 病毒，即两价疫苗。我国经过了多年的临床试验，这两种疫苗都已经应用。

疫苗的目的是预防疾病，在我们没有感染病毒以前，接种疫苗可以让机体产生免疫力，抵抗病毒。根据这样一个理念，HPV 疫苗最好在没有性生活以前接种。因为 HPV 病毒可以通过性传播，在没有性生活以前进行接种，可以起到更好的预防作用。

预防 HPV 感染的细节问题

HPV 感染是一种性传播疾病，所以我们要注意性生活的卫生，注意性生活的健康。此外，在日常生活中，我们要注意一些细节的问题。

从医生的角度讲，女性朋友应该选择透气性比较好，吸水性比较强的内裤。女性朋友应尽量选择颜色较浅的内裤，因为浅色的内裤便于观察阴道分泌物的状态，如白带的颜色、性状等。这样有利于我们及早发现身体发出的异常信号。

内裤一定不要过于紧小，过紧就会影响它的透气性，所以我们一般主张选择比自己的腰围大一点的内裤。

除此之外，由于内裤是贴身用品，清洗时要注意与外衣裤分开，尽量使用肥皂手洗。洗完后的内裤不要直接放到阳光下面曝晒，先放在阴凉处风干再到阳光下消毒，否则容易发硬、变形。另外，内裤最好单独放置，可以买一些专用的收纳袋，或装进干净的塑料袋中，以免沾上灰尘和细菌，影响健康。

防治"内膜癌"，让子宫平安退休

一家三姐妹经过体检发现，她们与母亲一样，都携带一种易患癌的基因，患子宫内膜癌的概率有50%~60%。因此，她们为降低已知的患癌风险，预先切除了子宫。每个人可能都想问：子宫为什么会得癌呢？对于女性来说，我们应该如何爱护我们的子宫，以避免这样的癌症发生呢？

健康候诊室

主持人：我国子宫内膜癌的发生率仅次于宫颈癌，居女性生殖系统恶性肿瘤的第二位，而且目前的发病率是逐年上升的。

吴鸣：中国有这么一个特点，城市里，得子宫内膜癌的人特别多。年纪大的人得子宫内膜癌的居多，都是绝经后的妇女。

主持人：所以，子宫内膜癌高危人群就是年龄超过45岁的妇女吗？对于很多具有高危因素，又已经生完孩子的女人来说，切掉子宫是不是一个防癌的办法？

吴鸣：子宫内膜癌患者里面大概有10%的患者携带家族遗传基因。在临床上，有一种常见的具有遗传背景的疾病叫林奇综合征。这个家族有个特点，容易患结肠癌、子宫内膜癌、卵巢癌，发病率非常高。她们通常在接近 50 岁的时候病发。子宫内膜癌通常在绝经以后发病，而这个家族的人普遍在绝经前发病，所以医生建议她们在绝经前把子宫切掉。

主持人：她们怕患上子宫内膜癌，提前把子宫切除。您作为专业人士怎么去评价预防性切除子宫这件事儿。

吴鸣：第一，我们的生命特别可贵，每个人的生命只有一次；第二，如果子宫发生了癌症，一般来讲，切除就是最好的治疗手段。有时候，我们私下会说，子宫主要的任务就是孕育后代。正常来讲，一个女人不是说生完一个孩子就可以了，应该生很多很多。过去，一个家庭里有十个八个孩子的情况很常见。可是现在的女人只生一两个孩子，孩子生完了，子宫就没有多大的用处了。如果一个女人有罹患子宫内膜癌的风险，就应在癌变之前把子宫切除，以免后患。

名医会诊

吴鸣 ｜ 北京协和医院妇科主任医师

激素替代疗法与子宫健康

女人十几岁来月经，五十几岁绝经。绝经说明卵巢功能衰退了，衰退到一定程度，它就不再分泌雌激素，也不再分泌孕激素。卵巢功能下降，身体的机能也会随之下降，人的精力就跟不上了。有的人到更年期的时候，会出现多种症状，甚至没办法集中精力去工作和生活。

举个例子，一个知识渊博的教授需要工作，需要去做研究，但是她没办法集中精力。我们知道，绝经是女性正常的生理过程。绝经以后，女性体内的雌激素水平降低了，更年期症状让她没办法集中精力去工作，怎么办？我们有一个很好的办法——补充雌激素。

绝经后补充雌激素的做法，叫激素替代疗法。激素替代疗法用的是雌激素，更年期女性在正确补充雌激素之后，精力就会充沛。激素替代疗法的作用首先体现在心理方面，长期服用相关药物的女性，她的确会比同龄人看上去年轻很多，皮肤变得很光滑，颜色也很好，老年斑很少，甚至没有。但是，雌激素有两个靶器官，一个是乳腺，一个是子宫，补充雌激素会产生一个很大的问题，甚至有非常明确的研究表明，补充雌激素会明显地增加子宫内膜癌的患病概率。

所以，这个教授做了一个很重要的决定，绝经之后把子宫切除了。当然，她不是平白无故地切除子宫，她患有子宫肌瘤。本来在绝经之后，子宫肌瘤会随着雌激素水平的下降慢慢缩小，甚至在十几年后萎缩消失。如果她补充了雌激素，子宫肌瘤会继续发展。现在，她切掉了子宫，就可以放心地补充雌激素了。她现在快 90 岁了，但看上去绝不像 90 岁，要比她的实际年龄小 10 岁左右。

这就是预防性的子宫切除，因为她要补充雌激素，但又怕靶器官受雌激素的干扰，导致子宫内膜癌，所以先切掉了子宫，免去了后顾之忧，健康生活。

孕激素与雌激素相互制衡才健康

在正常情况下，女孩在月经刚结束的时候，雌激素水平很低很低，到月中期的时候，雌激素水平很高，然后排卵。排卵以后，雌激素水平还会出现一个高峰，如果女孩这时还没怀孕，雌激素就会自行消退，恢复到正常水平。

雌激素是女性必需的激素，正因为有雌激素，女人才会漂亮。但是，如果雌激素持续地发挥作用，促使子宫内膜一直在增生，就会出现麻烦。为什么月经很重要？因为子宫内膜增生到一定程度的时候，就要脱落，麻烦就解决了。下个月，子宫内膜又开始增生，到后半个月的时候，孕激素发挥作用，子宫内膜就脱落了。只要月经能按月来，就不会致病。

卵排出去才会产生孕激素，如果她没有排卵，雌激素一直在刺激内膜，那么孕激素就很少。雌激素一直在作用，内膜就一直在增生。内膜每个月不能脱落，增生到一定程度，她身体的雌激素不能维持这个内膜厚度了，就开始出血了，这就是异常的月经。月经一出来，内膜就变薄一点了，她的雌激素水平又可以维持这个内膜了，血又止了，内膜又开始增生。雌激素一直让内膜增生，增生到雌激素不足以维持这个内膜的时候，就又出血了，所以才会出现月经紊乱，时长时短，周期长短不一。这种月经，内膜并非正常地脱落，一直被雌激素刺激，内膜就会发生癌变。我们用更通俗的话来解释，雌激素是好东西，它可以维持女性的美丽，同时也是个坏东西，多了会致癌。

在动物实验里，雌激素可以诱导出宫颈癌、子宫内膜癌、乳腺癌、子宫肌瘤，而这些疾病都可以用孕激素逆转，尤其是子宫内膜癌。

女人在怀孕的时候，是以孕激素为主的一段时间，大概要持续一年多，可以把你因雌激素引起的病变消退。对于一个女人来讲，这是一种自我保护的机制，也是人类从猿演化为人，一直走到今天的关键。

糖尿病、肥胖可能引发子宫内膜癌？

我们发现子宫内膜癌的患者很多都伴有三个状况：肥胖、高血压、糖尿病，即所谓的“三联征”。随着科学的进步，近些年，我们发现糖尿病跟子宫内膜癌的关系最为密切。糖尿病不仅可以引起血管的病变、心脏的病变，还可以引发子宫内膜癌。

胰岛素抵抗就是引发子宫内膜癌的原因之一，所以糖尿病一定要积极地控制。在控制糖尿病的过程中，我们会用到二甲双胍。在美国的肿瘤大会上，专门有一篇文章谈到，二甲双胍可以降低肥胖导致子宫内膜癌的风险，大概

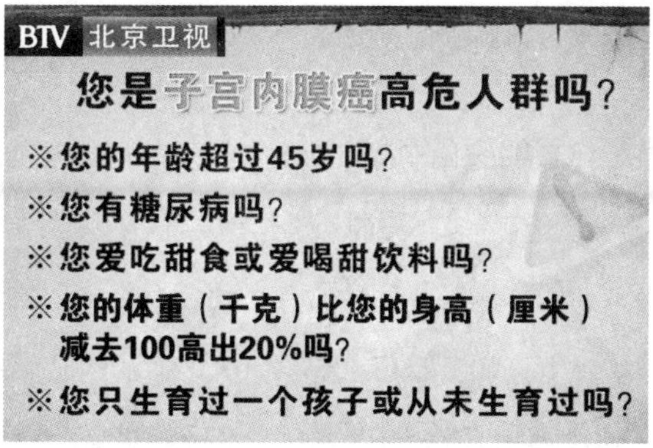

BTV 北京卫视
您是子宫内膜癌高危人群吗？
※您的年龄超过45岁吗？
※您有糖尿病吗？
※您爱吃甜食或爱喝甜饮料吗？
※您的体重（千克）比您的身高（厘米）减去100高出20%吗？
※您只生育过一个孩子或从未生育过吗？

能减少三分之一。

糖尿病分一型和二型，二型糖尿病跟子宫内膜癌的关联比较大，因为二型是胰岛素抵抗。甜食吃多了，过分刺激胰岛素分泌，导致胰腺疲劳。

美国一项研究指出，长期饮用含糖饮料的人，罹患子宫内膜癌的概率较高。研究人员比对超过 23000 名平均年龄 61 岁的妇女，从她们日常喝饮料的习惯发现，每周喝超过 60 份含糖饮料的妇女，罹患子宫内膜癌的比例较从来不喝含糖饮料的妇女高出 78%。

实际上，在进行这项研究之前，美国人早已经得出一个结论，每天早晨喝橙汁的人与每天早晨喝牛奶的人相比，喝橙汁的人发生子宫内膜癌的概率高很多，患糖尿病的概率也会高很多。但是，这里主要讲的是糖尿病，而糖尿病可以间接导致子宫内膜癌，所以预防糖尿病、治疗糖尿病直接关系到子宫内膜癌的发生。

打个比方说，一个人 170 厘米，她就应该是 70 千克的体重，如果超过 20% 的话，就认为是肥胖了，发生子宫内膜癌的概率会明显增加。子宫内膜癌的患者多数都是比较富态的，白胖白胖的老太太特别多。

最近几年的研究发现，如果你减肥 10 千克以上，那么子宫内膜癌的发病概率会大幅下降。即使你吸脂，罹患子宫内膜癌的概率也会下降。

健康自修课

绝经以后来“月经”，警惕子宫内膜癌

民间常有这样一种说法，绝经以后再来月经叫“倒开花”。人们以为“倒开花”是月经，觉得自己迎来了“第二春”。的确，这样的病人看起来确实年轻一些，皮肤相对要好，但实际上真的不是什么好事。大多数的绝经妇女如果患上子宫内膜癌的话，那么大概有 80% 的人表现为绝经后出血。绝经后出血有多有少，通常不会像月经那么多，通常是一点点。有时候，我们经常会特别害怕，绝经之后出血了，以为自己得子宫内膜癌了。实际不是的，大家不要恐慌。绝经后出血，可能跟子宫内膜癌有关，但并不一定是子宫内膜癌。

绝经后出血的患者，尤其是只有少量出血的人，罹患子宫内膜癌的概率不到 10%。绝经后出血的患者中，有 20% 的人是不正常的，属于癌前病变，癌症占比不到 10%。绝经后出血，可能是老年性阴道炎，或因雌激素水平太低导致的病症。

女性朋友在运动后，可能会有少量的出血，因为阴道的黏膜非常薄，你一活动，哪怕打个喷嚏，就会导致阴道黏膜发生摩擦，少量出血。实际上，这种情况不必紧张，第一，你很可能患上了常见的老年性阴道炎；第二，才是子宫内膜的病变。即便得了子宫内膜癌也不用过于担忧，90% 的子宫内膜癌在发现的时候都是一期。经过治疗之后，90% 的人都可以健康地生活下去。

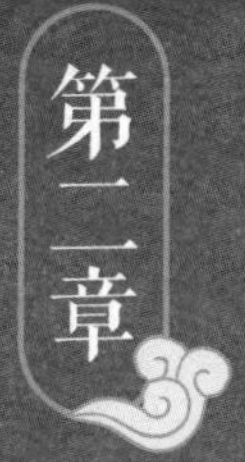

肺癌、乳腺癌，隐形“胸”险正悄然来袭

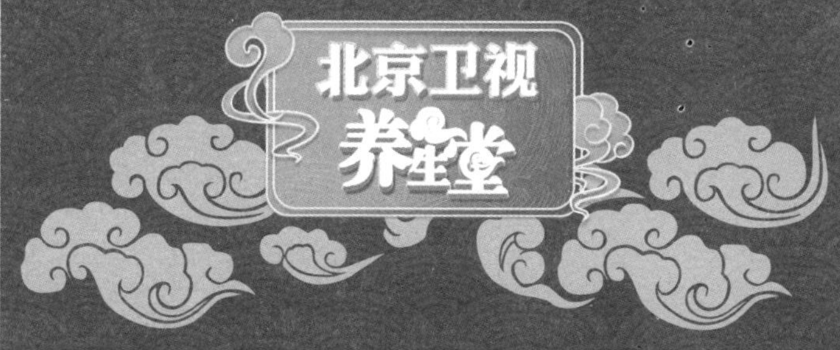

“胸”险在身边，医生不说你不懂

我国乳腺癌的发病率占全部女性恶性肿瘤的17.5%，是发病率最高的女性肿瘤疾病。但乳腺癌并不是无迹可循，我们要学会做自己的乳房医生，了解乳腺癌的相关知识，呵护自己的乳房，学会自检，及时发现，及早治疗，乳腺癌就不会成为危害健康的“杀手”。

健康候诊室

主持人：男人为什么要长乳房？为了美观好像算不上，那是为了什么呢？

徐兵河：我们可以给几个选项。

主持人：我们来看一下。A选项太幽默了，它说是为了区分正反面。B选项，为了表示男女平等，这体现在乳房上就有点奇怪了。C选项，在很久很久以前，男人也可以哺育后代。D选项，怀孕初期男女都一样。这个怀孕初期是什么意思啊？

徐兵河：怀孕初期就是胚胎期，其实胚胎期是不分男女的。

主持人：准妈妈们怀孕，最初的几周去做B超检查是没有意义的，至少在判断性别方面是没有帮助的，看不出来，男女都一样。那为什么男人也要长乳房呢？因为是标准配置，都得有。但是到后期发育的过程当中，因为男女承担的职责不一样，显然女性的乳房比男性的乳房有更大更多的意义，这话没错吧？

徐兵河：这话没错，非常对。男性的乳房并没有特别的功能，而女性乳房有哺乳作用，养育后代，非常重要。

主持人：是的。既然男女都有乳房，那么也就意味着男女都有乳腺，男性也会得乳腺癌，只不过男性患乳腺癌的概率会低一些。那么，生活当中哪些因素会影响到乳腺健康呢？

名医会诊

徐兵河 | 中国医学科学院肿瘤医院内科主任医师

乳腺癌是女性健康的头号“杀手”

BTV 北京卫视
女性发病率最高的5种癌症
比率
部位
17.5%
乳 腺
13.9%
肺
10.8%
结直肠
肛 门
8.8 %
胃
5.7 %
肝

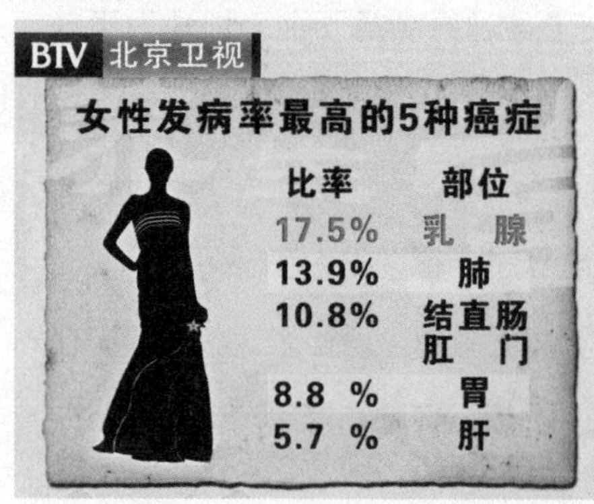

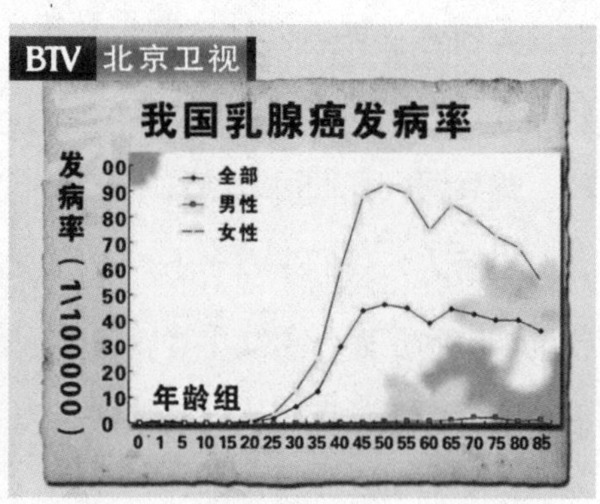

乳腺癌可以说是女性健康的头号“杀手”，我们来看一下乳腺癌的发病率。

上图是我国乳腺癌发病率的一个图表，横坐标代表年龄，纵坐标代表发病率，十万分之几。第一，大家可以看到上面这条线是女性的发病率情况，下面是男性的。男性的发病率非常低，但还是有一定的男性人群会患乳腺癌。第二，我们看到的是年龄。45 ~ 50 岁是一个发病的高峰，之后发病率就下降了。第三，我们可以看到，虽然 50 岁左右是一个发病的高峰，但是年轻人也可以得，甚至 20 多岁的人也有患乳腺癌的，所以千万不要大意。

每过一个小时，全世界就有 50 位女性乳腺癌患者病逝，面对这样一个现实，我们一定要更多地去了解它。

隐匿的乳腺癌，要怎么发现?

对于乳腺来说，最大的一个危机就是乳腺癌。它到底会给我们的身体造成怎样的伤害呢?

临床上，乳腺癌的一个表现就是橘皮征，即皮肤像橘子皮一样，这是比较晚期的乳腺癌表现。当橘皮征出现的时候，意味着病变的范围比较广泛，

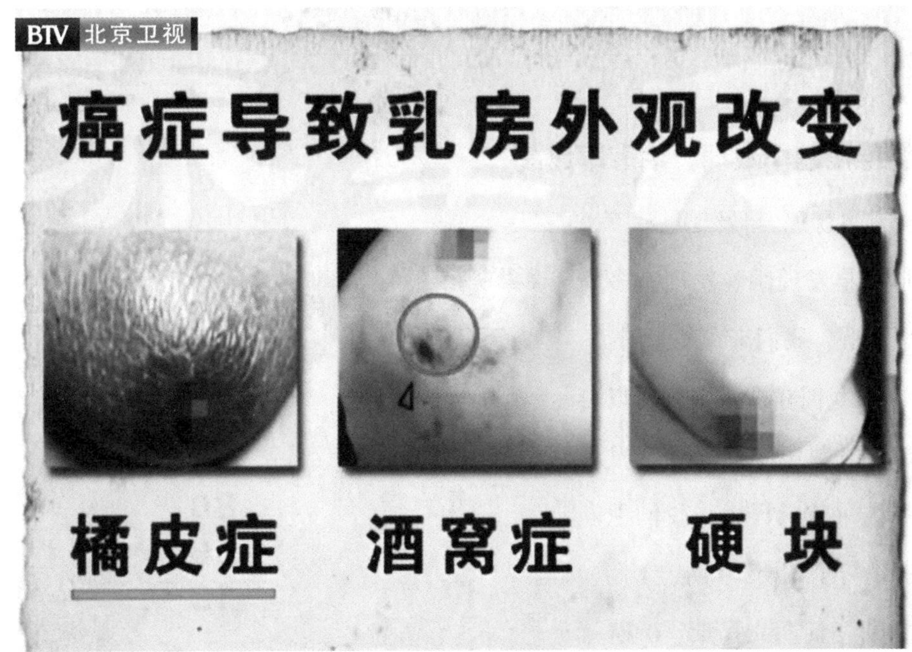

可能需要把整个乳房切除。

酒窝本来是很美好的，但是酒窝出现在胸部的时候，叫作酒窝征，是指乳房的皮肤凹进去了。其实酒窝征可能提示这个肿块长在靠近皮肤下面的地方，牵扯着皮肤，把皮肤往下扯，就引起凹陷，通常是乳腺癌的一个表现。如果侵犯了皮肤就提示偏晚期，如果仅仅是牵拉症状，则要看看肿块的大小、有没有转移等。

另外就是硬块，有时候肿块是完全看不出来的。当然，肿块比较大时，大家都可以看到，而且很多融合在一起。

对于这些乳房外观的改变，大家都有一个想法：为什么要等到发生这么大的变化时，才想起去看医生呢？临床上，很多患者就诊时，往往都偏晚期了。实际上，我国的乳腺癌患者很多都是到了中晚期才来就诊的，这时就很难治了。

所以，一旦发现乳房有异样，最直观的表现就是肿块，还有乳房皮肤的一些改变，如酒窝征、橘皮征，甚至流出血性液体，就要警惕了，得赶紧到医院就诊。

乳腺癌越早发现，治愈率越高

乳腺癌，早发现早治疗，那么早发现跟晚发现有多大区别呢？我们来看一张图。

BTV 北京卫视

乳腺癌治疗后5年生存率

分期	5年生存率(%)
0	100
Ⅰ	95
Ⅱ	80
Ⅲ	50
Ⅳ	15

我们在这张图上可以看出，乳腺癌早发现和晚发现的结果差异很大。我们把乳腺癌分了几期：0 期、Ⅰ期、Ⅱ期、Ⅲ期、Ⅳ期。0 期就

是原位癌，非常早期，往往可以通过检查发现，患者是摸不到的，它的 5 年生存率可以达到 100%。Ⅰ期 5 年生存率可以达到 95%，Ⅱ期 5 年生存率达 80%，Ⅲ期 5 年生存率达 50%，Ⅳ期 5 年生存率达 15%。

大家或许会问，乳腺癌治疗为什么用 5 年生存率来表示，是不是即使治愈也只能活 5 年？这个说法是错误的，因为很多肿瘤的复发、转移，通常都在手术后 5 年之内。5 年后复发、转移的风险就非常低了，所以用 5 年生存率来代表这个患者能够获得长期生存的机会。乳腺癌越早发现，治疗效果就越好，5 年生存率越高。

健康自修课

乳房自检，方法有讲究

乳腺癌很可怕，我们如何在早期发现它？乳房的自检十分重要。那么，我们应该怎样给自己的乳房做检查呢？

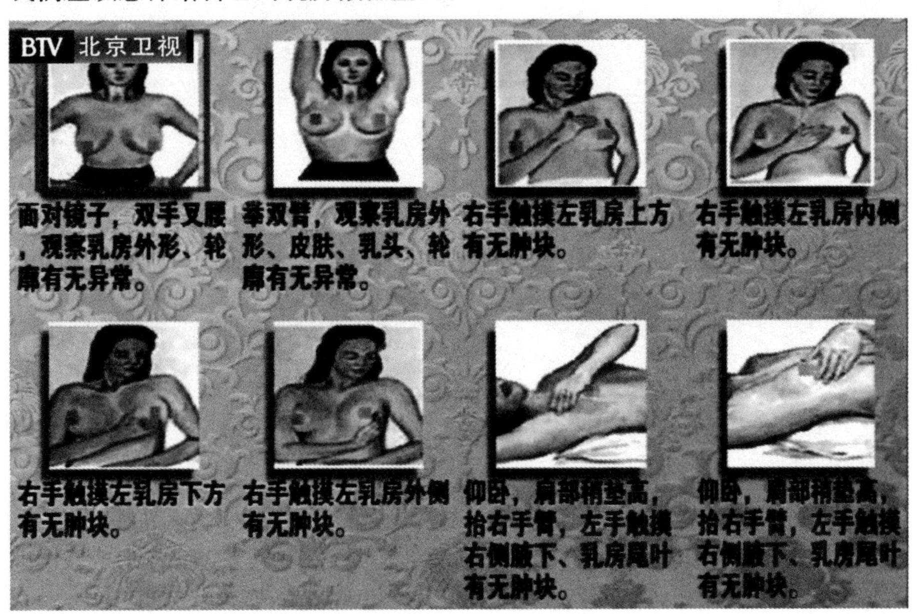

我们可以在洗澡后面对镜子，两手叉腰，看看乳房的外形。

1.观察它是否对称，大小是否一致，有没有一侧大一侧小，或者一侧高一侧低，轮廓有没有变化。

2.把乳房托起来，观察皮肤有没有改变。观察乳房皮肤有没有酒窝征、橘皮征，另外看看乳头，是否会流出液体，同时仔细看轮廓有没有改变。

3.用手检查。一般是右手检查左侧乳房，左手检查右侧乳房。检查的方法可以从外向内，或者从内向外，用食指、中指和无名指并拢，以指腹转动的手法来检查，即打圈式触摸。每一个部位都要检查到，左手同样按顺时针方向进行检查，千万不能抓、捏。先从比较轻的、表浅的部位开始，再慢慢加压，触摸深部有没有肿块，按内上、内下、外下、外上的方向进行。

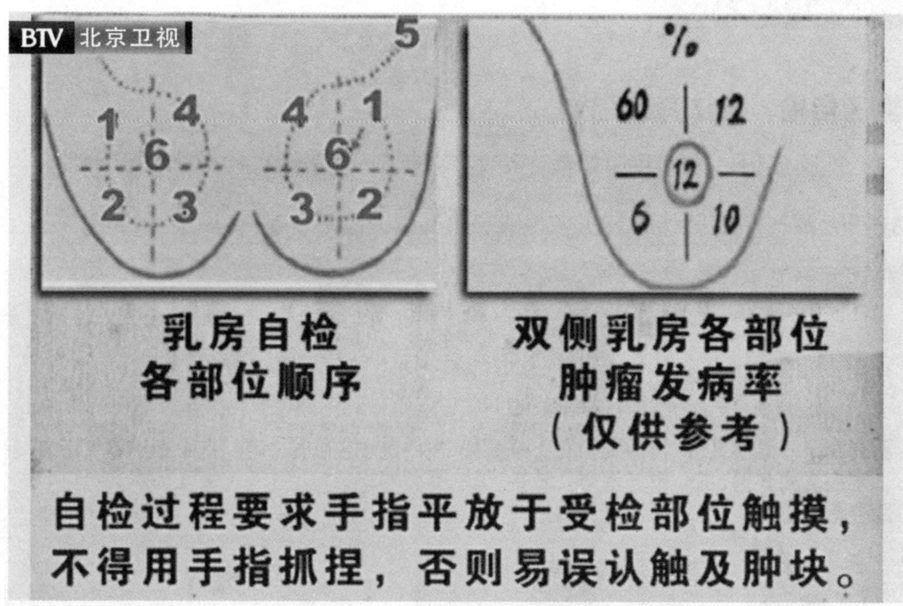

乳房检查完之后可以仰卧，把肩膀稍微抬高一点，也可以垫一个枕头，同时把右手臂举起来，往后举，把腋窝充分暴露出来，用左手触摸右侧腋下，检查乳腺尾叶有没有肿块。

最后，检查乳头周围的中央区。乳房自检是按照顺时针方向来检查的。

我们知道，不同部位的乳腺癌，发病率是不一样的。大家从图中可以看到，外上部位的乳腺癌发病率是最高的，所以一定要重点注意检查外上区域，60% 的乳腺癌发生在这个部位。我们可以看到图中的 1 号区域是最重要的，两个乳房的外上区域是最容易查出来有肿块的，所以建议大家记住这些标好的数字，记住这个自检顺序。

乳房自检，也要挑时间

自检的时间也是非常重要的，不能在月经来临的时候自检，这时往往不准。一般在两次月经之间，如月经后 1 周自检。

自检可以发现一部分乳腺癌，但毕竟不是专业人士，往往可能会漏诊，甚至自检出问题时，会自己吓自己，无形中增加了很多心理压力。因此，一旦怀疑有异常，就要到医院检查确诊。

定期专业体检非常重要

除了自检以外，一定要定期请专业的医生来给你体检，同时做一些必要的检查，如 B 超检查、X 线检查。有一些问题是自己发现不了的，如钙化。钙化在 X 线下是个亮点，实际上这周围是乳腺癌，通过 X 线才能发现，是摸不到的，一旦 X 线检查有细沙一样的钙化亮点，通常是乳腺癌的一个表现。

一般我们建议，40 岁以前要做乳腺 B 超检查，40 岁以后通常以 X 线检查为主，必要时配合 B 超检查。所以，通过自检、临床的体检和一些必要的 X 线、B 超检查，通常能在早期发现乳腺癌。

有一些国家建议 40 岁以上的女性每年都要做一次钼靶 X 线检查，有助于早期发现乳腺癌。乳腺癌 Ⅰ 期在国外的发现率是 80%，而我国的乳腺癌 Ⅰ 期发现率只有 20% 左右。因此，建议 40 岁以上的女性最好每年到医院做一次体检。

防病于未然，爱让乳腺更健康

全世界每年约有 120 万妇女罹患乳腺癌，有 50 万妇女死于乳腺癌。据国家癌症中心发布的 2017 年版《中国肿瘤登记年报》显示，乳腺癌居女性恶性肿瘤发病率首位，每年新发病例约 27.9 万，并以每年 2% 左右的速度递增。数据显示：有 84% 的乳腺癌患者，由于不重视良性乳腺癌的早期检查和治疗，被确诊时，已经到了中晚期，而这个数据在美国仅为 15%。乳腺癌严重危害女性健康，女性朋友如何才能远离它呢？

健康候诊室

主持人：安吉丽娜 · 朱莉是好莱坞著名影星。2013 年，她去医院做了双侧乳腺的切除手术。一直以来，在很多影迷的心目当中，安吉丽娜 · 朱莉魅力十足，非常坚强。可是在患病之后，人们经常会看到她愁容满面，默默流泪。尽管安吉丽娜 · 朱莉为了降低乳腺癌的发生风险，已经切除了双侧乳腺，但她因为家族病史的原因，对自己的健康仍没有太多信心。朱莉的母亲、外祖父、外祖母和舅舅都因癌症提早离开了人世，这让朱莉认为自己做了手术只是稍微延长了生命而已，情况真的如此吗？女性朋友怎样才能守卫乳腺健康？我们的另一半，爱人、丈夫又如何帮助我们来捍卫乳腺健康呢？

李惠平：乳腺癌确实有家族遗传的特点，家族性的乳腺癌占所有乳腺癌的20%~25%。安吉丽娜·朱莉做了乳腺切除手术，但凡留下了一点点腺体，罹患乳腺癌的风险还是存在的，只不过降低了很多。其次，乳腺切除手术后，生活质量会下降很多，身心健康会受到较大的影响。

主持人：您强调了一点，即使双侧乳腺全部摘除，也有罹患乳腺癌的风险？

李惠平：风险会降得很低，但还有。因为乳腺摘除不可能特别彻底，如保留乳头，那乳头下面的腺体，就会留下。虽然这种情况也有发生乳腺癌的风险，但概率确实大幅降低了。

主持人：所以，我们要留意身体发出的疾病信号，进行相关的预防与治疗。防病于未然，这是至关重要的一点。

名医会诊

李惠平 | 北京大学肿瘤医院乳腺肿瘤内科主任

日常生活中，有哪些细节可以帮助我们远离乳腺癌？

乳腺癌是女性发病率最高的肿瘤，生长在女性乳腺组织上，全球每年有50万人死于乳腺癌。女人应如何预防乳腺癌？

第一，每天穿内衣的时间要小于12小时，在家休息就放松一下。长时间勒着，胸部难受，血液循环还会变差，有害物质难排出，容易生病。

第二，很多女生爱吃蛋糕、巧克力这些甜食，但要有节制，吃多了会胖。身体脂肪变多，使雌激素含量上升，会增加乳腺癌发病率。

第三，乳腺癌早期治疗5年生存率达95%，而晚期治疗5年生存率不到10%。对于有乳腺癌家族史的女性来说，乳腺癌患病概率比普通人高20%。坚持每年体验，早预防、早发现、早治疗，这是守卫健康最好的方法。

内衣有利也有弊，穿还是不穿?

有的女性年龄大了，身体比较胖，乳房还是挺大的，没有出现严重的萎缩。这时候，穿内衣对乳房有托起的作用，有利于血液流通，值得提倡。

如果不穿内衣，乳房就得不到很好的支撑，从而影响乳腺周围的血液循环。专家建议：为了更好地预防乳腺癌，中老年女性仍然应当正确穿戴内衣。内衣大小要适中，一定要特别舒适，而且弹性要好。弹性不好的内衣，会造成乳房周围的淋巴回流不畅、血液循环不畅等问题。

饮食运动与乳腺健康

第一，高蛋白、高热量的饮食会增加体重，增加罹患乳腺癌的风险。所以，女性朋友一定要注意饮食。肉、蛋、奶可以吃，搭配要均衡，加上蔬菜水果。控制体重、保持身材对于女性健康是非常重要的。

第二，饮酒会增加乳腺癌的患病风险，这个要重视起来。

第三，女性更年期在做雌激素的替代治疗时，要特别注意雌激素的应用，应用不当就会增加乳腺癌的患病风险。

第四，女性朋友一定要坚持运动，平均每周四小时以上的有氧运动，有助于降低乳腺癌的发病风险。

男人多关爱女人，让乳腺更健康

如果男人可以给女人更多关爱的话，就可以更早地发现疾病，早干预早治疗。乳腺癌最初可能是一个肿块，有的女性羞于去医院，或者出于各种各样的原因，不去检查，由着这个肿块越长越大。肿块养大了再去治，难度就大了。

男人要负起责任，即便太太不愿意去检查，你也要拉着她去检查。身体上的异常现象，即使你没有医学知识，也可以发现。所以，丈夫应该对妻子的健康状况多加关注，为女性健康保驾护航。

健康自修课

乳腺癌的高危人群与治疗手段

虽然乳腺癌的病因目前尚未完全弄清楚，但乳腺癌发病存在一定的规律性，具有乳腺癌高危因素的女性更容易患病。所谓高危因素是指与乳腺癌发病相关的各种危险因素，而大多数乳腺癌患者都具备的危险因素就称为乳腺癌的高危因素。

乳腺癌的早期发现、早期诊断，是提高疗效的关键。目前，乳腺切除手术是治疗乳腺癌最有效的办法，比较适合癌细胞未转移的早期患者。“放疗”主要是为了解决术后复发问题而进行的局部治疗，“化疗”是一种全身心的辅助治疗，而“内分泌治疗”则适用于不宜手术的患者。每种治疗方法都有自己的特点，医生会根据患者的病情进行综合处理。

以下几类女性更容易受到乳腺癌的困扰，应及时做好筛查和预防工作，将癌症拒之门外。

1. 家族中，尤其是妈妈和至亲姐妹，有人曾患乳腺癌。

2. 30 岁以上仍未生育、40 岁之前没有哺乳过的女性。

3. 12 岁前月经初潮或 55 岁仍未绝经的女性。

4. 饮食结构以高热量、高脂肪、高糖分食物为主，或体脂率过高的女性。

5. 从事的工作会经常接触到放射源的女性。

6. 没有运动习惯，经常熬夜、抽烟、喝酒的女性。

7. 本身患有其他可转移至乳腺的癌症，如子宫癌、淋巴癌等。

建议女性朋友了解一些乳腺疾病的科普知识，掌握乳腺自我检查方法，养成定期进行乳腺自查的习惯，积极参加乳腺癌筛查，防病于未然。

女性健康的隐形杀手——“肺癌”

很多人认为肺癌只发生在爱抽烟的男性身上，这种观点实际上是错误的。肺癌当中有肺鳞癌和肺腺癌，其中，肺腺癌的患者主要为女性。数据表明，近年来肺腺癌的发病率在逐渐上升，肺腺癌应该得到女性朋友们的高度关注。为什么很多没有抽烟习惯的女性朋友也会患上肺癌，并且肺癌患者还呈现出年轻化的趋势呢？

健康候诊室

主持人：如果我们把树比喻成身体里的一个脏器，大家觉得像什么？

高树庚：肺。

主持人：对，的确很像肺。二者在功能上有相似之处，比如树可以进行光合作用，能够吐故纳新，这一点就和肺的功能很像。今天我们讨论的主题就是肺。那我来问问大家，对于肺来说，可能患上的最可怕的疾病是什么？

高树庚：肺癌。

主持人：是的，肺可能患上的最可怕的疾病就是肺癌，那么问题来了，什么样的人容易得肺癌？

高树庚：男性，肥胖，生活习惯不良，比如有熬夜、嗜好烟酒、作息紊乱等情况，或者经常接触某些污染物，如汽车尾气等。

主持人：这是我以前对肺癌的认识，也是大家的普遍认识。我注意到，你在说出这些看法的时候，大家基本上没有提出质疑，都同意你的观点。我们今天要讲的肺癌知识很特别，跟我们想象中的内容可能不太一样，让人意想不到，而且我们在此要特别提醒女性朋友予以关注，因为这和女性朋友的关系很大。在我们的认知当中，男人才是肺癌的高发人群，因为男人吸烟、喝酒比较多，事实真的是这样吗?

王洁：实际上，这可能是一个误区，从近 20 年的情况来看，我们国家的女性得肺癌的案例越来越多，所以应该纠正这个误区，即肺癌并不是男性的专利，女性一样会患上肺癌。对于男性来说，从疾病致死率来看，排在第一位的就是肺癌，接下来才是肝癌、胃癌、食管癌及结直肠癌等。而对于女性来说，很多人可能以为乳腺癌致死率最高，但事实上，肺癌的致死率才是最高的。换句话说，无论男女，肺癌的致死率都位居第一，肺癌应引起我们的重视。

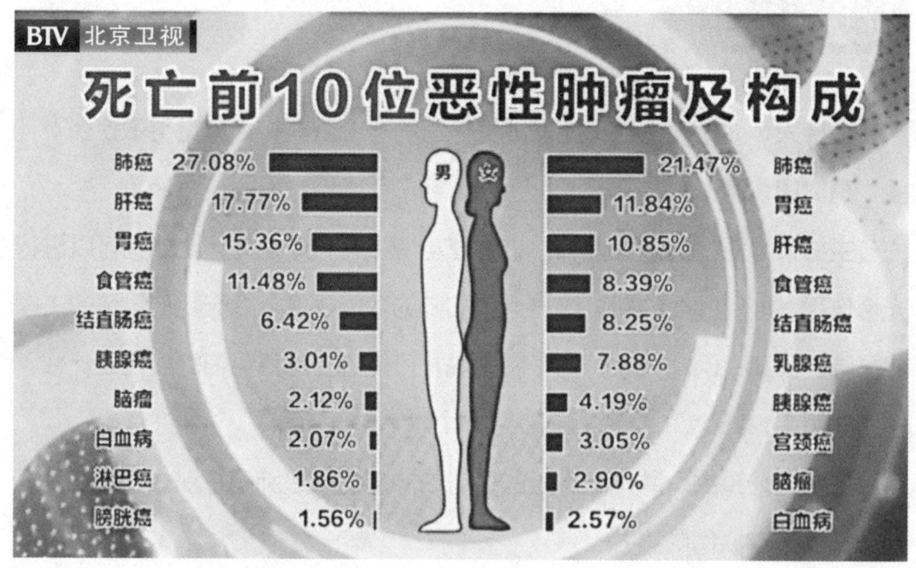

主持人：如今，女性的肺癌发病率是不是仍然呈上升趋势？

王洁：是的，女性的肺癌发病率仍然呈上升趋势。另外，40 岁以下人群的肺癌发病率也在不断上升，其中女性患者尤为明显。

名医会诊

高树庚 | 中国医学科学院肿瘤医院胸外科主任

王洁 | 中国医学科学院肿瘤医院肿瘤内科主任

肺癌高发的类型

从专业的角度来分，肺癌可以分为两种，一种是非小细胞肺癌，一种是小细胞肺癌。非小细胞肺癌发病率可能占 80% 以上，而小细胞肺癌的发病率只有不到 20%。

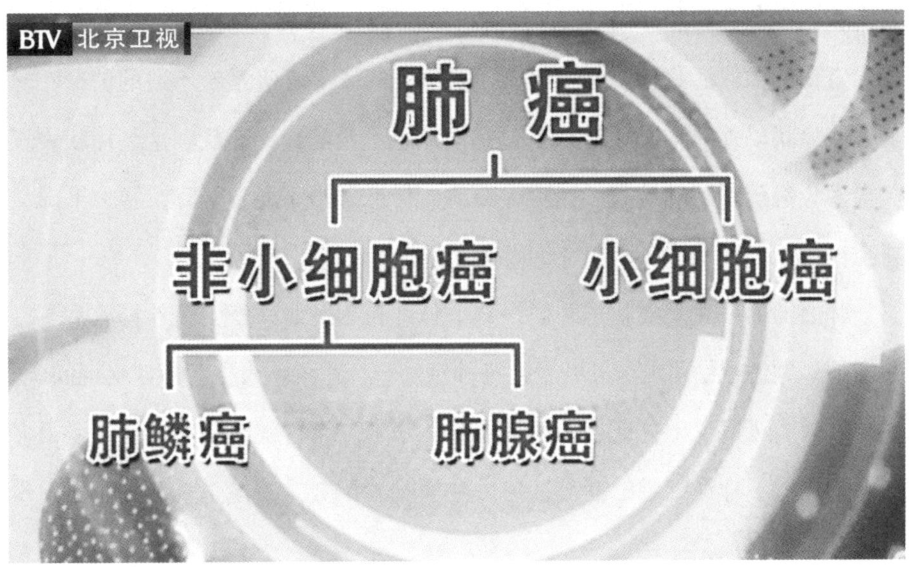

在非小细胞肺癌当中，最常见的是腺癌和鳞癌，其中腺癌的发病率近 20 年来逐渐上升，鳞癌的发病率则在不断下降。大概在 25 年前，鳞癌的发病率在所有肺癌里占 50% 以上，如今腺癌的发病率在所有肺癌里占比为 70%。从这个数据可以看出，近些年新发生的肺癌主要是以腺癌为主。

腺癌与女性朋友的关系更为密切，这是我们要重点关注的问题。那么，腺癌与鳞癌有什么区别？我们如何早点发现它呢？

从患病部位来看，鳞癌一般发生在气管、支气管及细支气管，而腺癌则发生在肺泡上皮，也就是“树梢”上，这就是两者的主要区别。

哪些症状表明肺癌正在靠近你？

肺癌的症状与它发生的部位有关系，比如周围型的小的肺癌很可能没有任何症状，但如果发生在气管上或者支气管上，即使是很小的肺癌，也可能很早就表现出咳嗽、咯血等症状。

肺癌的症状相对来说比较隐匿，所以晚期的患者较多，有些患者甚至已经出现远处转移了，也不一定有外在症状，所以，我们又将肺癌的症状分为肺内症状和肺外症状。

常见的肺癌症状有咳嗽、痰血、胸痛、喘憋等呼吸系统不适的情况，除了这些症状以外，肺癌还容易引起一些意想不到的肺外症状。这些症状表现在很多我们想不到的地方，如构音障碍，特征是语言能力下降、智力下降，甚至连 1+1 等于多少，都可能回答不了。

肺癌的另一大类症状是肿瘤，如果肺部长了肿瘤，就会往外释放毒素，毒素如果到达神经系统，很可能影响神经中枢，进而导致患者精神出现问题。这样的肿瘤可以说十分严重，而且还非常隐蔽。有时候，即使它释放了很多毒素，造成了神经细胞的损害，你去做核磁共振之类的检查时，可能也发现不了。

肺癌还有一类症状为骨转移，数据显示，大概有 30% 左右的肺癌晚期患者会发生骨转移，发生的部位有脊柱、股骨、肱骨、骨盆等。我们可能会问，肺癌怎么会发生骨转移？事实上，肺癌并不能直接发生骨转移，而是通过释放毒素造成骨损害，最后间接引发骨转移。所以，读者朋友要切记，一旦出现骨关节疼痛，或者神经系统出现异常反应，在经过常规的专科检查没有发现问题后，就要考虑肿瘤的可能性了。

声音嘶哑也是肺癌的症状之一，不过是肺癌晚期的症状。肺癌到了晚期，肿块可能会比较大，这样就会直接压迫到喉返神经，造成声音嘶哑。另外，淋巴结转移从而压迫喉返神经时，也可能造成声音嘶哑。

与肿瘤相关的声音嘶哑一般不会有疼痛的感觉，嗓子也不会出现火烧火燎的感觉，这是因为与肿瘤相关的声音嘶哑是神经受到压迫产生的单纯性嘶哑。当喉返神经遭到压迫时，其一侧的声带就无法正常振动了，于是出现声音嘶哑的症状。而炎症引起的声音嘶哑是因为声带的水肿造成的，炎症消除以后，或者感冒发烧好转后，很快就会消失。

二手烟危害大，女性是主要的受害群体

在导致肺癌的因素中，烟草占较大比例，这一点不仅适用于男性，对于女性也是如此。虽然在女性朋友中少有抽烟的人，但身边常常会有喜好抽烟的人，当别人抽烟时，女性朋友就等于在抽二手烟了。女性朋友长期生活在二手烟的环境中，危害是相当大的，有较大的患癌风险，所以说，不抽烟或戒了烟不代表没有患上肺癌的风险。

最近几年，政府的戒烟宣传取得了很好的效果。很多人说：“我前几年就把烟戒了，所以我安全了！”这样的说法其实是错误的，不管是吸烟者，还是他身边的人，危险都没有解除，因为这个病症有 10~14 年的潜伏期。

在被动吸烟的人当中，女性多一些，而且吸收的有害成分还不大一样，不能说被动吸烟与腺癌有直接关系，但被动吸烟的女性受害者出现腺癌的比例会大一点。

在此，我们呼吁大家不要给家人和朋友乃至下一代人制造二手烟的环境。女性朋友如果有长时间处于二手烟环境的经历，当您的年纪达到 60 岁左右时，就有必要做一些相关的检查，关注这方面的健康问题。

健康自修课

家中隐藏的致癌物

家是人们居住的场所，然而家也是最有可能藏着致癌物的地方。

首先，我们说说装修。现代人对装修的要求越来越高了，房子装得越来越豪华了，用的材料也越来越丰富。在丰富的装修材料中，有些可能含有致癌物，如壁纸所用的黏合剂里边就含有大量的致癌成分——甲醛。装修需要用到混凝土，当中有一种氡气，也是肺癌的致病源之一。卫生间里边需要用到的石材和混凝土较多，很容易就会产生这类致癌物。至于卧室，因为要放置衣柜等家具，加上一些衣物如皮衣等，都可能在制作过程中用到大量的化学黏合剂，于是难免就会产生有毒有害气体。这些气体不是开三五天窗户通一通风就能驱散的，必须经过长时间的通风挥发，甚至需要经过两三年时间才行。

然后，我们说说厨房。在厨房中，油烟显然是主要的致癌物。很多人家中的厨房一般都比较大，通风也不太好，往往就装了一台抽油烟机，炒菜的时候，油烟聚集在室内出不去，如果再遇上食用油质量不好的情况，那么散发出来的烟气可能就含有很多的致癌物质。据统计，厨房的油烟中可能含有几十种致癌物质。另外，一般很多人都会在厨房中存放一些食物，如果放置的时间过长，就有可能变质，这种变质的食物同样会散发一些致癌物质，需要引起注意。

肺癌高风险人群

哪些人比较容易患上肺癌呢?

1. 年龄大于 45 岁的人。

2. 有长期吸烟史的人，如每天吸一包，持续 20 年以上的。

3. 有肿瘤家族史的人，尤其在直系亲属当中有患恶性肿瘤的人。

4. 长期生活在致癌环境中的人，如长期处在二手烟的环境里。

如何远离肺癌，健康生活?

首先，我们要尽可能地使用环保装修材料，当然，绝对环保并不现实，那么我们平时居住的时候，就要注意通风，这一点很关键。这里有个误区，很多人觉得只要通风 3 个月，差不多就可以住了。其实，这种想法不对，平时有通风条件的话，就应该尽量去通风，这样一来，即使室内产生了有害气体，也会在通风的条件下降低密度，其危害也减弱。

其次，注意锻炼身体，做一些健身运动，提高免疫力。每天保持好心情，学会自我减压。

再次，注意体检。我们最好每年都去体检一次，及时发现身体存在的问题，早发现早治疗。

体检时需要注意一个问题，早期肺癌靠传统的胸片是看不出来的，所以一般体检并不能发现早期肺癌，而做低剂量螺旋 CT 则可以提高早期肺癌的检出率。一个 60 岁的女人，长期处于二手烟的环境中，如果她去做体检，那么普通胸片很可能发现不了早期肺癌的病灶，但如果做一个低剂量螺旋

CT，就有助于发现小病灶。早期肺癌患者手术后的治愈率很高，中晚期的手术效果就没那么好了。所以在此建议，肺癌的高风险人群可以定期做低剂量螺旋 CT，远离肺癌，健康生活。

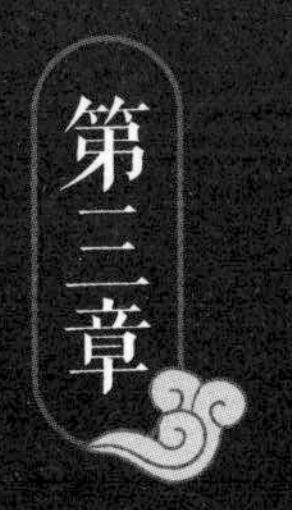

第三章

身体状况不断，原来是更年期在作怪

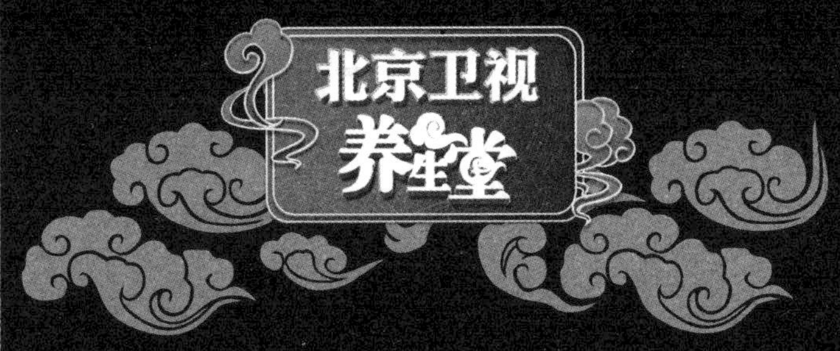

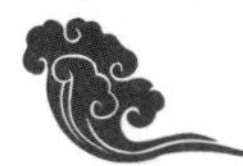

心烦、易怒、潮热、盗汗……你更年期了吗？

中国女性更年期疾病的发生率为60%~80%，这个数值中的1/4甚至更高都是中老年女性，而这里面又有10%~25%的老年女性患有更年期综合征的远期症状，需要积极治疗。很多时候，一些女性朋友以为自己绝经了，过了更年期了，就不会患上与更年期相关的疾病，然而事实上并不是这样，绝经后的妇女还可能患上远期的更年期综合征。所以，大家需要对女性的更年期有一个更加清楚的认识。

健康候诊室

主持人： 女性更年期疾病病程长，并发症严重，而且绝经后的妇女还有可能患上远期的更年期综合征，给女性生活带来了极大危害。

马堃： 我给大家举一个例子吧，我曾有过一位病人，是个76岁的婆婆，她来找我看病，说她最近出现了心烦、易怒、潮热、盗汗、腰膝酸软等症状。她还告诉我说，最近这些年，她一直照顾自己病重的儿子，时常抑郁、烦躁。

她在看病之时，几乎已忍受不了这些症状了，所以，她把病中的儿子托

BTV 北京卫视

在中国，女性更年期症状的发生率为60%–80%，其中10%–25%的老年女性有更年期综合征的远期症状。

付给别人来照看，自己特地来看病。然而，她的病情已经非常严重了，生殖系统也出现了一些症状和表现，这就是我们今天要说的更年期综合征。

很多女人认为自己已经没有月经了，更年期也结束了，那么心慌、潮热、盗汗等症状自然也就消失了。其实，这是一个误区。事实上，更年期综合征分为近期症状和远期症状，而远期症状往往会影响女人 5 年、10 年、20 年，甚至是 40 年。

主持人：您提到的这位 76 岁的婆婆，她身体上的不适其实就是更年期综合征的远期症状，是吗？

马堃：是的，她原来一直以为身体的不适缘于血压、心血管的病变，实际上是更年期综合征远期症状的一种表现。

主持人：那么，年龄越大，这种更年期综合征的发病率就越高吗？

马堃：是的，更年期的妇女的确是这样，从国际上来看，自现在起至 2050 年，老年人中，老年妇女要占到 30%。由欧洲统计出的最新数据显示，94% 的老年妇女都会出现不同程度的更年期症状。

主持：您能不能从中医的角度简单地分析一下，女性更年期是什么原因导致的呢？

马堃：更年期综合征的病因主要就是肾虚，肾的精气虚，分为肾阴虚、肾阳虚或者肾阴阳两虚。众所周知，女人到了更年期的时候，我们的生活环境一般会发生变化，工作环境也基本如此。当一个人的精神因素、家庭因素和社会因素都发生了变化，其心理因素也会跟着变化，而心理因素也是更年期综合征的重要病因。

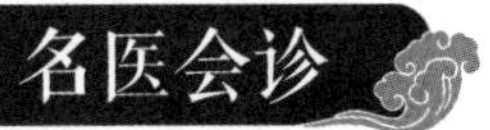

马堃 | 中国中医科学院主任医师

从中医的角度来看，更年期的症状多种多样，有近期的症状，也有远期的症状。在日常生活中，女性更年期的症状究竟有哪些呢？

如何识别更年期症状？

更年期的第一个症状就是月经紊乱。月经紊乱到绝经这段时间，70%左右的病人都会有一些近期症状的表现。75% 的病人在月经紊乱时可以慢慢自愈，而另外 25% 的病人则必须经过积极治疗才能好转。

更年期的第二个症状表现为血管收缩。血管收缩就是我们讲的潮热汗出或者烘热汗出。病情严重的人可能一天会出现二三十次的烘热汗出，突然莫名发热出汗。我们提到的所谓更年期的潮热汗出，其根源在血管上，是血管一会儿收缩一会儿舒张导致的。这种情况，主要是因为雌激素降低以后，血管的雌激素受体受到影响，出现了血管舒缩症状。这

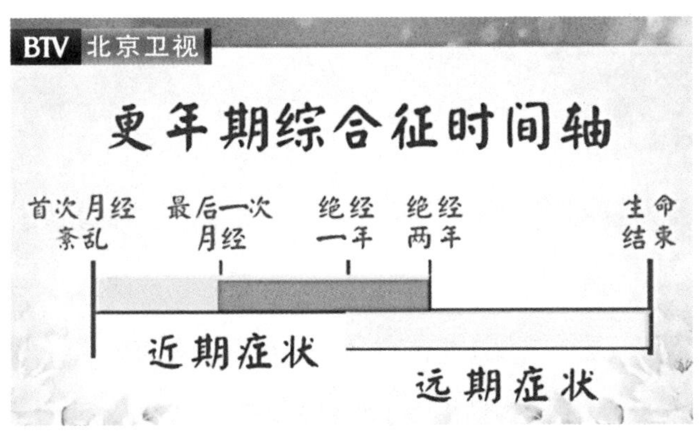

和单纯的心血管病不一样，跟雌激素关系非常密切。

更年期的第三个症状就是失眠、记忆力减退。原来是晚上 10 点睡觉，早上睡到 7 点多，现在则是晚上 12 点都无法入睡，然后早上 5 点就醒了，怎么也睡不着了。记忆力减退往往是突然表现出来的，比如说昨天的事，今天你要提醒我一两个字还能想起来，不提醒我就全忘了。这种记忆力急剧下降的情况，以前没有发生过。

更年期的第四个症状就是心血管疾病的发生。更年期以后，雌激素水平急剧下降到非常低的水平，这时候就特别容易出现脂质代谢的紊乱。脂质代谢紊乱以后，胆固醇、脂蛋白、甘油三酯都会升高，而高密度脂蛋白则会降低，这样血管壁就会出现粥样硬化。由此导致的冠心病发病率可以说是非常高的，死亡率也高，是引发老年人死亡的“杀手”之一。

更年期的第五个症状就是运动系统退化、骨质疏松。雌激素水平急剧下降之后，骨钙流失非常快，就会引起骨质疏松。老年人在60~65岁这个年龄段，称为老年早期，65 岁以后则是老年晚期。绝经前两年，骨质疏松通常是非常厉害的，因为雌激素下降以后，人体还没有完全适应，而骨钙流失又非常快，如果那段时期的骨质疏松症没有得到有效控制的话，人到了 60 岁，症状就会表现很厉害，不光是腰酸背疼，还会出现肌肉的酸痛、沉重、发麻、发木。在此提醒大家，我们不要觉得更年期很短，其实 70 多岁的女人依然在更年期内，仍然会出现远期的更年期症状，请大家一定要重视这一点。

如何缓解更年期症状？

第一，加强营养，适量运动。更年期是身体老化的一个标志，所以必须多补充营养食品，多锻炼身体，增强体质，同时要保证睡眠。这样的话，一些轻微的症状即可得到缓解。更年期女性要注意合理饮食，还要注意预防钙的流失。补钙是一个长期的过程，不要等到出现了症状才去补，应该早一点补。

我们在补钙的同时，还要补充维生素D，吃富含维生素D的蔬菜水果都可以，促进钙的吸收。还有，我们平时要注意保养自己的身体，常晒晒太阳，去做一些有氧运动，比如爬山、游泳等户外活动。

第二，定期体检。为预防更年期妇女患上更年期综合征及其并发症，这一时期的妇女应定期到医院做健康检查，包括妇科检查、防癌检查、B超检查等，做到心中有数，发现病情及早治疗。

第三，保持快乐的心情。虽然女性在更年期会有诸多不适，但依然可以让自己过得快乐。参加一些集体活动，多与同龄人交流，跳跳舞，你会变得更开朗。良好的心情会让人忘记很多烦恼。

健康自修课

女性健康与雌激素

女性健康与雌激素有着密切的关系。打个比方说，牙齿是固定在我们的骨头上的，一旦雌激素水平降低了，骨质疏松了，牙齿就松动了，很可能脱落。一个人腰椎疏松了，摔个屁墩，腰椎一下子就会出现压缩性骨折。

人是吃五谷杂粮长大的，没有五谷杂粮，人就失去了赖以生存的基础。同样，女人身上具备的性器官、性特征都是在雌激素的作用下而显现的，当雌激素没有了，雌激素造出来的东西也就慢慢消失了。一个小女孩起初没有明显的性别特征，随着生长发育，她的乳房长出来了，她的体形变得曼妙了，她内在的生殖器官——子宫、卵巢、输卵管都开始呈现正常的女性特征了，这就是雌激素的作用。

我们都知道女孩子会“蹿个儿”，一般的规律是什么？先“蹿个儿”，然后来例假，从来没有先来例假后“蹿个儿”的。因为骨头对雌激素的敏感性高，所以雌激素升高，骨头很快就有反应，于是女孩子就开始长高。而雌激素又进一步升高，子宫内膜开始生长，慢慢就来月经了。

大家都知道糖尿病，这个病是因为人的胰岛素分泌有问题，而雌激素会直接影响胰岛素的分泌，所以在更年期这个阶段，糖尿病发生率就会增加，高血压发生率也会增加。一个女人在更年期阶段，雌激素缺乏以后，收缩压舒张压都会改变，产生波动。血压波动，有一部分就变成了高血压。

血管连接心脏，为全身供血，就像自来水管一样，必须保持通畅才行。血管的内壁——血管内皮细胞跟雌激素有密切的关系，一旦失去了内皮细胞的保护，血管就会受损，然后堆积很多东西。堆积的东西都是什么呢？粥样硬化的斑块！血管里的斑块堆积到一定程度，就不那么通畅了，就像原本畅通的自来水管被堵塞了。现实生活中，冠状动脉被堵塞而威胁生命的情况时有发生，如股票突然涨跌，人一激动，血管跟着收缩，本来就窄的通道立刻就不通了。血管一旦不通，心脏就无法供血，其危险性可想而知。这就是雌激素跟心血管的关系。

女人到了一定年龄之后，声音会发生变化，这点也与激素有关系。雄激素和雌激素在女性体内会保持一个适当的比例，如果雌激素减少，雄激素的活性相对就会增高。一旦雄激素的活性增高，全身各部分器官都会出现变化，嗓音也会有变化。男性与女性的嗓音是不一样的，主要受激素的影响。

除此之外，视力、睡眠等问题都跟雌激素有关。既然雌激素与很多症状都密切相关，下面就说一说补充雌激素的问题。

补充雌激素的方法有很多，通常大家都希望通过饮食来补充，如豆浆。人们说，喝豆浆可以补雌激素，其实我们现在所用的雌激素一般都是从黄豆里提纯出来的，往往需要一大筐、一大车黄豆才能提纯出药片大小的雌激素。人一天能吃一筐黄豆吗？肯定吃不了！

大家可能还听说过一种叫作生育酚的东西，它是不是可以帮助人在一定程度上恢复生育的能力呢？

其实，生育酚只是维生素 E 的一种，也叫代谢产物，它的作用是刺激体内的卵巢分泌雌激素。但是，我们需要注意一个问题：如果人的卵巢功能是完好的，那么刺激是有效的；如果卵巢功能并不完好，再怎么刺激也是没用的。对于绝经后的妇女来说，我们用生育酚刺激体内的卵巢分泌雌激素肯定是没什么作用的。凡事都有“度”的问题，现在很多人吃维生素 E，为了美容，为了远离癌症，为了减少疾病的发生。实际上，如果你超量补充维生素，就会起反作用。

女性到了更年期不是该不该补雌激素的问题，而是补多少的问题，但是具体补多少就得去医院问医生了，不能自作主张，不能一概而论！

更年期来袭，我们如何调理与应对？

女性进入更年期，出现了一些症状应该怎么办？女性朋友怎样才能维护好“第二春”？众所周知，更年期是女人一生中非常重要的阶段，女人一生中有 1/3 的时间都要在更年期当中度过。那么，女性朋友怎样才能从容地度过这个让我们非常烦恼的阶段，健康地生活呢？

健康候诊室

主持人：很多女性朋友平时很注意保养，但有些人的更年期依然会提前到来，我分析，这个是不是与遗传或生活环境有关。

魏雅君：我们一般认为更年期的年龄在 45~55 岁，但是，从临床上观察来看，更年期并不只限于这个年龄段。我们在临床上看到有些女人在 30 岁左右就出现了更年期的一系列症状。

主持人：30 左右就出现更年期症状？

魏雅君：是的，据我们了解，在女性成年后的生命历程中随时都可能进入更年期。大家或许会认为我这个说法是错误的，但作为医生，我是通过临床观察得出的结论。前一段时间，我看了一个病人，才 32 岁。她的脸色特别不好，面色灰暗，显得特别疲乏。于是，我就摸了摸她的脉，再看看舌苔舌质，然后得出结论：这在中医上是阴虚的症状，气血虚弱。之后，我给她查了一下雌激素，照了B超。结果显示雌激素降低，B超显示卵巢有轻度萎缩。以上只是举一个例子，实际上这样的病人还比较多，不是一两个。

主持人：更年期提前的问题已经比较普遍了。

魏雅君：更年期的症状表现很多，而且不是所有的女性都有症状表现，个体间也存在差异。

主持人：我们这些中年的朋友怎样判断自己有没有更年期的症状？

魏雅君：一提到更年期，大家肯定就会想到烦躁易怒、潮热汗出，还有失眠等症状。其实，女人在30岁的时候，这类症状就已经出现了，并且，皮肤首先出现了斑。

主持人：30岁女人就长斑了？

魏雅君：不单长斑，有时还长痤疮，皮肤松弛粗糙、暗淡无光。本来有句话说的是“女人40一枝花”，现在30岁就出现这个问题，就好像花朵要枯萎了。30岁就已经这样了，那么40岁时可能会出现月经不调、乳房下垂，还有外阴干燥、性欲减退等问题。女人到了40~55岁，可能就会出现失眠多梦、烦躁易怒，或者突然感到身体烘热（就是身体忽然热了下）、精力下降、记忆力减退等问题，有的病人甚至还会出现骨质疏松的症状。到了55岁以上，女性的性欲开始减退，绝经以后，卵巢也萎缩了，子宫也萎缩了，那么我们的生殖功能基本就没了，女性就像百合花衰竭了。衰竭引发的一系列症状，就会一并出现。

我们应该正确认识更年期综合征，然后针对不同的病症进行正确的治疗和调理。

名医会诊

魏雅君 | 北京中医药大学国医堂中医医院主任医师

四物汤：缓解血虚引起的更年期问题

更年期的时间可以持续 10~15 年，有的人只持续几个月或 1 年就过去了。这与个人的体质、对疾病的抵御能力、遗传因素、家庭的关爱有关。女同志出现更年期症状的时候，不要以为她瞎折腾瞎闹，或者无事生非。家人和社会要给予她关爱，子女包括爱人的依顺在这个时候很重要。

更年期如果出现好哭、激动、无故悲伤等脏躁病，必须找医生治疗，避免症状进一步加深。

一些药物可以对我们的身体进行及时的调理，比如说月经紊乱就是如此。月经紊乱的时候，是血虚，还是血瘀，是肾气不足，还是肝肾不足？如果是血虚，我们就应该用四物汤或人参归脾丸。四物汤所谓四物指的是熟地、白芍、当归、归芎。这是一个补血的药方，如果女性朋友有烦躁、易怒、情绪不正常等症状，则通常要以疏肝为主，可以考虑用一些调理气血的药，平时大家最常见的是逍遥散，含有当归、芍药、柴胡、茯苓、薄荷。如果是有热象的话，我们就加草枝子，或是淡豆豉等。

血虚引起的更年期问题，建议服用四物汤或人参归脾丸，对于血瘀的病人，建议服用益母丸。对于肾气不足的病人，建议服用六味地黄丸。对于肝肾不足的病人，建议服用杞菊地黄丸。

甘麦大枣汤：缓解更年期潮热汗出等症状

女人在更年期会出现潮热汗出等症状，一般用甘麦大枣汤，小麦 30 克，红枣 10 枚，甘草 10 克，加水煎服，这也是一个很简单的方子，在家就可以做。

大枣益气养血，甘草也可以清热解毒，也可以调和诸药。生则泻火，生甘草能起到泻火的作用。如果用炙甘草，则是温中的作用。

二子龟龙胶囊：补充雌激素，预防更年期疾病

由于更年期的很多问题都和激素水平有关系，而女贞子和枸杞子是能补充激素和补肾的，所以可以适当服用二子龟龙胶囊。“二子”指的就是女贞子和枸杞子，女贞子 20 克，枸杞子 20 克，生龙牡 20 克，龟板 10 克，共研细末装入胶囊。枸杞子含有 16 种微量元素，医生在临床上也喜欢用这味药；龙骨牡蛎是滋阴壮骨的，龟板同样也有壮骨的作用。我们建议一日三次服用二子龟龙胶囊，适合更年期的女性。

据统计，约有 25% 的更年期妇女患有骨质疏松症，因此女性在日常生活中要注意以下几个方面：首先，我们要保证每天钙的摄入量。含钙量较高的食物有牛奶、乳酪、绿色蔬菜、大豆等。其次，我们要摄取足够的维生素 B 以帮助吸收钙质。第三，我们平时要维持适量的有氧运动，散步、登山、游泳都是很好的运动，而且要保持一定的运动量。

除了骨质疏松的问题，女性朋友一定要特别关注子宫肌瘤。

子宫肌瘤是女性更年期常见病，我们如何发现它呢？更年期妇女月经不调，月经淋漓不断，或者月经的颜色不好，非月经期时阴道却有血性分泌物，月经有时持续时间长，达半个月以上，这都是需要警惕的信号。

阴道有血性分泌物，而且这种血性分泌物可以从颜色上观察到。另外，观察白带是否正常，自摸有没有肿块。清晨空腹的时候躺在床上曲膝放松腹部，用双手在下腹部按触，由浅到深，如果有较大的肿物，就可以通过这个方法发现。有的时候感觉下腹部特别疼痛，也得特别注意，因为子宫肌瘤会引起临近组织和脏腑疼痛。以上几点一经发现，就应该去找医生看一下是不是子宫肌瘤。需要强调的是，子宫肌瘤并不可怕，是

可以治疗的。

子宫肌瘤虽然在更年期发生的概率较大，但其他年龄段的女性也有发病可能，所以女性朋友应该注意体检，尤其是年轻女性。

更年期女性很容易得子宫肌瘤，有些人误以为更年期一过，子宫肌瘤就会自行消除。实际上，随着更年期的过去，子宫的萎缩加上雌激素的不足，子宫肌瘤可能会好转一些，但不一定完全恢复，还可能转变为其他疾病。

中医称子宫肌瘤为“石瘕”，病因为肝、脾、肾三脏功能失调，气滞血瘀，或阴寒凝滞，或热耗伤津。因肝胆瘀滞而化火，湿热下注则为带下；因脾失健运，湿从内生则可见痰凝气滞留于宫中；肾精亏损，精血暗耗，瘀血恶血留聚宫中。故《素问·骨空论》曰：“任脉为病，女子带下瘕聚。”使用中药宫瘤化消方针对瘕块治疗，采取活血化瘀、理气止痛、化痞消瘕之法。同时立足于整体，通过调理脏腑，促进整体机能改善，从而提高疗效，达扶正固本之目的。

健康自修课

中老年女性锻炼保健法

第一是远眺，每天早晨起来眺望 1~2 分钟。之后往左看，再往右看，这样锻炼眼睛，不仅能使视力变好，还能起到健脑的作用。此外，远眺还能舒缓和振奋精神，这种心情的顿时放松，其实就是舒展肝气。

第二是搓脸，从鼻旁搓，往上颚，然后到太阳穴，完成之后，再搓下巴。鼻子附近有穴位——迎香穴，根据中医的经络，这个穴位能促进血液循环，通畅脉络。每天早上可以这样做 50 次左右，20 次也可以，根据自己的时间来定。

第三是叩齿，只要轻闭口唇，上下牙齿相叩 36 次即可。叩齿结束后，将口中津液缓缓咽下。

第四是按摩操，考虑到中老年人的身体状况，这里有一个简单的操：首先，双手交替交叠，然后沿着腹部从右向左顺序按摩。如果身体比较好的，可以站着或者平卧着做都可以。以 50~100 次为一循环，每天争取做 2~3 次，睡前或洗澡后都可以做。

大家都知道，三阴经分布在手臂的内侧，心经的很多穴位也在手上，然后腹部也有很多穴位，做这个操，就能同时兼顾到手上和腹部的穴位，可以促进腹部的血液循环，促进肠蠕动，对老年朋友尤其有益。

另外，也可以对后背进行按摩，双手放在腰以下，手心朝里，上下按摩即可。这样做可以促进腰部的血液循环，舒筋活络。有时候手按热了之后，放在腰肌的位置上会非常舒服，温温的。如果岁数不大，身体又比较好，建议双腿平肩，然后双膝弯曲 30 度左右，这样对膝关节、韧带有保护作用。因为膝关节在年龄较大的阶段，损伤是非常厉害的。当然，这样做有些累，加上呼吸会更好。年轻人呼气时可以揉肚子，对便秘的人效果会好。如果无法坚持很长时间，也可以在鼓着肚子呼气的时候揉，吸气的时候站起来休息一下。这是一个小的保健操，对于补肾壮腰、强筋健骨有很好的效果。

腹部周围的穴位很多，而子宫大概也在这个位置，所以这套按摩操对女性非常有好处。每天揉 2 次，早 1 次晚 1 次，一次揉 50~100 圈。按揉腰后的位置，两手手心可以并着，也可以分开，上下揉动到骶骨就可以。揉搓 50~100 次，让身体微微发热。

按摩之后，要注意保暖，不要着凉。通过按摩，血液流动会变快，如果着凉的话反而会引起不舒服的感觉。早 1 次晚 1 次，洗澡的时候按摩效果会更好，因为没有衣服阻碍，手的皮肤可以直接接触身体的皮肤，这样效果会更好。

另外，任何事情都要坚持，不能三天打鱼，两天晒网。坚持下来，才能达到健康养生的目的。

药食同源，更年期女性食疗方

更年期女性在饮食上应该如何调理？一般来说，女性更年期应该注意以下几点饮食原则：宜温忌寒、宜素少荤、宜少忌多、宜软忌硬、宜淡忌咸，以及宜鲜忌陈。在现实生活当中，很多人把一餐吃剩的东西放在冰箱里边，把冰箱当成了碗架子，然后总是吃这种剩下的饭菜，伤了肠胃。

有人说，女人更年期得吃一些补品，养血的，或者强筋壮骨的……各种说法不一，让人无所适从。那么，对于更年期的女性来说，到底怎样吃，吃什么，才是正确的呢？

健康候诊室

主持人：更年期之后，女性可能会出现潮热汗出、脾气暴躁等更年期的症状，但是我们知道还有一种疾病，跟很多中老年朋友都息息相关，而且这种疾病严重地影响到了我们的生活，导致工作都没有办法正常进行，并且还会经常性地疼痛。

魏雅君：这种疾病很可能是骨质疏松。更年期这段时期，不管是男性还是女性，都可能出现骨质疏松的症状。当然，这需要进行具体检查。前几天，门诊来了一个病人，四十几岁，找我看病，开口就说关节疼，周身关节疼，腿也疼，脚底也疼，有时候腰也疼。我就给她看了一下，因为我们这边风湿引起的疼痛比较多，也就是风寒湿侵袭所致的疼痛，所以首先要考虑的是这个情况，于是就让她检查血沉，以及抗 O 及类风湿因子。

主持人：主要看她是不是得了风湿病。

魏雅君：是的。我等到她把风湿和类风湿等相关化验单拿回来一看，没有这些问题，我们接着就让她去拍个片子。拍完后，从片子上显示来看，我们发现她得了骨质疏松，也就是由骨质疏松症引起的关节疼痛。所以，更年期的女性朋友如果出现了关节和周身疼痛的时候，应该到医院好好检查一下。

魏雅君：另外，有的人年龄大了之后会出现变矮、驼背等情况，很多人把这种情况当成是人老之后的正常表现。其实，这是骨质疏松的表现，遇到这种情况，我们应该及时地进行调理。

主持人：很多人可能都感到疑惑，为什么骨质疏松会发生在更年期，而且还这么严重。

魏雅君：对，骨质疏松其实是一种激素反应性的疾病。

主持人：骨质疏松也是因为雌激素少了吗？

魏雅君：对，人体的激素少了以后，人的生骨细胞和破骨细胞就会出现不协调的情况，简单地说就是骨质里边缺钙了，因为钙的吸收少了，自然就产生了骨质疏松症状。骨质疏松会引起腰疼、关节疼痛或驼背等症状。

主持人：这些知识对于中老年女性朋友实在是太重要了。

魏雅君：女性朋友如果出现了更年期症状不用过于担心，平时用适当的药物或药膳是可以调理好的，关键要有养生保健的意识，然后注意调理。

名医会诊

魏雅君 | 北京中医药大学国医堂中医医院主任医师

排骨豆腐虾皮汤：防治更年期骨质疏松

原料：北豆腐 1 块，鸡蛋 1 个，猪排骨 250 克，洋葱 50 克，蒜头 1 瓣，虾皮 25 克，黄酒酌情添加，姜、葱，精盐调味品适量。

操作方法：把排骨放入水中煮沸了以后，去掉上面的沫，加上姜和葱，再稍微倒一点黄酒，用小火煮烂，之后加豆腐块。

注意，排骨要煮烂了，才能加豆腐块、虾皮，煮熟后，再加入洋葱和蒜头。十几分钟以后加上调味品，就可以食用了。

这道菜的作用：可以强筋壮骨，因为排骨和虾皮里面含有很多钙质。

食补比药补强，我们特别主张食补。上面这道菜，豆腐既可以补钙，又含有大豆异黄酮，能够补充雌激素，滑润肌肤，滋养五脏，另外还有清热解毒的作用。

黄连阿胶鸡子黄汤：安神补脑

更年期常常伴随着失眠，因为更年期的时候，卵巢功能减退，导致自主神经功能紊乱，出现失眠健忘等症状。

对于这种情况，我们可以用黄连阿胶鸡子黄汤进行调理，这也是《伤寒论》上的一个成方。

材料：黄连 6 克，阿胶 15 克，鸡蛋黄 1 枚，白芍 15 克，黄芩 10 克（黄芩是清肺热的），合欢皮（安神），女贞子和旱莲草（这两个药组成二至丸，是补肾的药）。

做法：药材放入药煲里熬好，把药汤盛出来，将鸡蛋黄放里面一起喝了。

肉苁蓉羊肉粥：缓解关节疼痛

更年期的另外一个主要症状就是周身的关节疼痛。不光是肩关节疼，周身的关节都疼，这种关节疼要和风湿症相区别。中医认为风湿症的关节疼是由风寒湿三气杂合而成的关节游走性的疼痛，但是我们所说的这种更年期的关节疼痛则是因为雌激素下降引起的关节疼痛。

对于更年期关节疼痛，中医认为主要由肾气虚引起，所以我们用肉苁蓉羊肉粥补肾健脾、强筋壮骨。

原料：肉苁蓉30克，羊肉200克，大米、盐等适量。

操作方法：将肉苁蓉和羊肉洗净切成片，与大米同煮，煮好后，加点食盐、鸡精调味，即可食用。肉苁蓉可以补肾助阳，羊肉可以补虚劳、祛寒气，温补气血，益肾气，补形衰。

百合莲子粥：健脑补肾

更年期记忆力会减退，可以用百合莲子粥来进行调理。

莲子是泻心火的，当然，有人会说莲子是健脾补肾的，但莲子里面有莲子心，这个实际就是泻火的，所以说，健脾、补肾、健脑、泻火的功能它都有。

百合有解毒、理脾健胃、利湿消积、宁心安神等功效。枸杞子有补肾的作用，核桃仁则是健脑的。

这几样东西放在一起煮成粥，其主要的功用就是补肾固精，延缓衰老。记忆力减退可能也跟肾气相关，因为肾主脑，肾生髓。肾气虚的话，人就容易疲惫不堪、记忆力减退。

此粥可补肾强腰，缓解关节疼痛，对于记忆力减退的患者也有一定效果。

原料：莲子、百合、枸杞、核桃仁、粳米各20克。

操作方法：将所有原料放入砂锅中，加适量水同煮粥，煮好后服用即可。莲子主补脾止泻，百合主养阴润燥，枸杞主滋补肝肾，核桃仁主补肾固精，适用于绝经前后心悸不寐、肢体乏力、皮肤粗糙者。

从这道粥中可以看出，中医领域当中，健脑和补肾一般是不分家的，有补肾就有健脑，两者是相通的！

益母草鸡蛋汤：理气调经

原料：鸡蛋 2 个，益母草 50 克。

操作方法：将鸡蛋洗净，同益母草加水共炖，蛋熟后去壳再煮 20 分钟，吃蛋饮汤。

这道汤适合在经前服用。益母草能够活血调经、健脾理气。如果月经期间疼痛特别厉害，中医上一般认为是寒凝则痛，可以在这道汤中加点小黑姜、肉桂、小茴香等，通过这几样食材达到暖宫的效果。寒被祛除了以后，血液循环就能好转，疼痛也会减轻。

我们平时都爱喝点姜糖水，这道汤比姜糖水的作用更强，有理气调经、健脾的作用。

银耳藕粉汤：活血滋阴

在银耳藕粉汤中，银耳是活血滋阴的，含有很多维生素。银耳泡发后加适量冰糖炖烂，再加入藕粉冲服。银耳有益气活血、润肺滋阴的作用，藕粉可以健脾止泻、养血。

北方人吃藕粉吃得少，南方人尤其是浙江人吃得多。所以，建议北方人可以多吃一点，多买一点。

健康自修课

更年期养颜抗衰食疗方

女性朋友常常担心青春太短暂，一转眼就进入了更年期，所以每个人都想把我们中间这段幸福的时光拉长一点。

养颜抗衰的第一个食材就是西红柿，它含有大量的维生素，有助于抗氧化，有抗衰老的作用。

除了西红柿，豆浆也可以补肾养颜。这里给大家推荐一个配方：花生 10 克，黑豆 80 克，和黑芝麻一起打成浆。花生当中含有多种维生素，因此也能健脑补肾，黑豆是补肾的，黑芝麻是补肾加养颜。而且，这个方子简单易做，长期食用也没有副作用，是比较好的。

养生养颜还有一个方子：花生 100 克，枸杞 100 克，黑芝麻 100 克，桂圆肉 120 克，藏红花 5 克，加 2000 克水，先用武火煎 20 分钟，再用文火煎 1 个小时，加入阿胶 150 克，冰糖 100 克，然后用文火煎 30 分钟，收膏装入瓶中，每日取一勺食用。这个方子对于各年龄段的女性都有养颜保健的作用。

第四章

月经异常、痛经、闭经，你以为的“小毛病”可能是个大麻烦

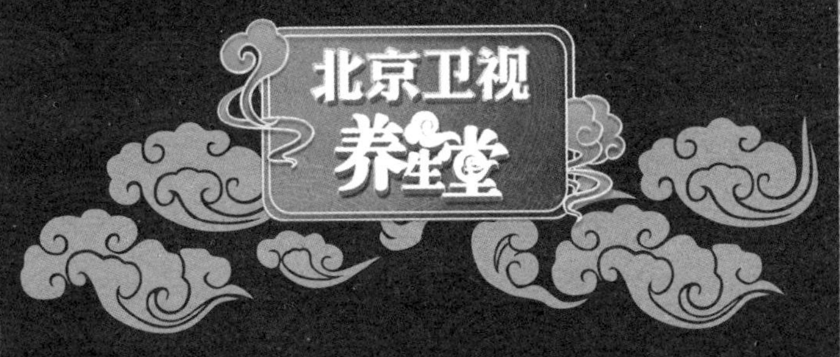

月经里流露的健康密码

对女性来说，“经、孕、产、乳”是最重要的生理标志。“经”就是月经，“孕”就是妊娠，“产”就是生孩子，“乳”就是哺乳。“经、孕、产、乳”消耗的都是血，月经要消耗血，怀孕要用血来养孩子，生孩子也要消耗血……血乳同源，上为乳汁下为血，所以女人这一生要消耗很多血。南宋时期，有描述女性疾病和方药的一本书，叫《妇人大全良方》。它告诉我们说：“气血者，人之神也。”就是说，你的气血充足，运行得好，人就有精气神，而且月水如潮。人的气血好，月经才能如期而至。反过来说，如果女人平时不注意调理保养，那么你的气血就会出现虚、弱、寒等问题，月经的期、量、色、质等方面就会出现异常，所谓“月经病”就出现了。

健康候诊室

主持人：女性朋友最关心怎样才能判断自己的身体是否健康，有没有一些简单的方法可以自我检查？

吴育宁：对于女性特别是中青年的女性来说，月经的状况是非常重要的健康信号，能够反映一个人的身体状态。有人说：“我的身体特别好，又能吃，又能睡，而且也有劲儿，就是不来月经。”对于中青年女性朋友来说，仅从“月经不来”这一条，就可以判定她的身体不够健康。

主持人：《红楼梦》里有一个片段说，王熙凤患上了一种女性病——“血山崩”。

吴育宁：“血山崩”实际指的是崩漏，就是功能性的子宫出血。

主持人：您分析一下，王熙凤为什么患上了崩漏呢？

吴育宁：她受了点闲气，很可能就是气滞血瘀引起的，或者是因为肝郁时间久了以后也会化热。具体情况要具体分析，中医看病还得看舌苔，光看影片不成。中医看病，它是一个辨证论治。同样的病，就像王熙凤患上的崩漏，可能由血热引起的，也可能由阴虚内热引起的，也可能由气滞血瘀引起的。

主持人：我在想，为什么我们要单从这样一个具有标志性的女性特征上来判断我们的身体状况？

吴育宁：我们要知道月经到底是怎样产生的。《素问·上古天真论》里说，女子 7 岁肾气盛，齿更发长。女孩 7 岁的时候，肾气就盛了，14 岁的时候，天癸就来了，所以首先肾气要盛，天癸才会来。什么叫天癸呢？天癸是一种非常重要的物质，男女都有，它是促进人体生长发育和维持性功能（包括生殖机能）的一种非常重要的精微物质。

天癸到了，人的月经就来了；天癸如果走了，月经就没有了。因此，在天癸的促发下，女子生殖器发育成熟，月经来潮，为孕育胎儿做准备。反之，老年人肾中精气衰少，天癸亦随之衰少，直至衰竭、绝经。天癸的至与竭能引起冲、任二脉的相应变化。

吴育宁：天癸到了以后，化成月经的动力，使得任脉、冲脉都能够通畅。什么叫任脉、冲脉？任脉、冲脉实际上都是通往我们的胞宫（子宫）的通路。它们都通畅了，血也盛了，月经就能够按期来了。这是一段经典的理

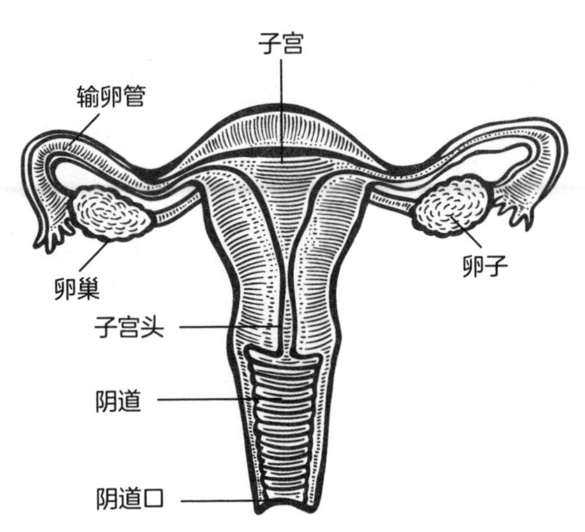

论，告诉我们女性身体运行的原理。我们从这段话中可以知道，女人首先肾气要盛，那么天癸才能来。天癸来之于先天，来之于肾，藏于肾。天癸来了以后，要靠后天的水谷精微来滋养它。

五脏六腑要源源不断地产生气血，供给血海，月经才能如期来潮。如果你的气血不足了，那么月经就会出现问题。

名医会诊

吴育宁 | 北京中医医院妇科、中西医结合主任医师

月经是“废血”？

女性月经初潮一般在十三四岁，现在有提前的趋势，十一二岁就来了。这可能跟营养、气候等方面的因素有关系。

我们可以算一下，女人在 11 岁左右月经初潮，55 岁左右绝经，“大姨妈”陪伴我们 44 年左右，可能比我们生活当中的朋友、闺蜜、伴侣的关系更加“亲密”。

很多女人说：“月经是女性体内的废血、脏血，所以每月必须都得排出来，排不出来就不痛快。”其实，月经并不是废血，它是一个女人母性的体

现。女人承担着孕育胎儿的重任，卵巢每月都要排出一颗卵子去寻找“白马王子”，准备受孕。如果卵子受了精，就会到子宫着床，然后发育。如果没有怀孕，没遇上“白马王子”，那卵子就被吸收了，下个月再排。不管子宫有没有受精卵着床，妈妈每月都会给孩子准备一个温床。我们把这个温床称为“子宫内膜”，如果妈妈受孕了，内膜就会长得很厚，随时准备来孕育这个孩子。

“子宫内膜”就像铺在床垫上的床单、褥子，让孩子在上面舒舒服服地成长。如果“床”铺好了，人没受孕怎么办？“床”白铺了，子宫内膜开始破碎脱落，跟血一起排出来了，就是月经。月经从科学的角度上看，它不是脏血、废血，它是子宫内膜周期规律性地脱落。

月经与饮食的关系

我们经常会吃一些让人“上火”的东西：羊肉、辣椒、大虾、巧克力……这些都是好吃的东西，但是容易生热。热有两种：一种是实热，一种是虚热。实热症状可见月经量少、色鲜红或紫、黏稠或含血块。所谓虚热就是阴血不足，引起相对阳亢，我们叫阴虚内热。这会出现什么状况呢？月经往前跑，或者月经血量特别多。血色鲜红，血量大。

另外，有些女性喜欢喝冷饮，夏天时还好一点，冬天喝冰饮就很伤身体了。在平常生活中，有些女性不太注意防护，如冒雨赶路等。女人在经期被雨淋了，月经就会变得很少很少，我们叫作寒凝血瘀。如果一个人经常发生这种情况，不及早治疗的话，那么长期以往，慢慢就会闭经了。

什么是“崩漏”？

功能性子宫出血，中医也叫崩漏，就像火山爆发一样，血流量很大。还有一种崩漏，不断地出血，每次都是一点点，总是流不净。当然，有些人还有气虚的症状，因为脾气主升，主人的中气。气虚了以后，中气下陷了，血不能固摄，也会出现月经血量突然增多的情况。在这种情况下，血色非常淡，量很多，而且可能会出现功能性子宫出血的症状。

肝郁气滞与月经的关系

有时候，女人容易在一些小事情上想不开，生点闷气，就容易肝郁……肝是主血的，肝郁，血就瘀住了。气滞血瘀会引起月经不调，月经有时候提前很多，有时候错后很多，有时候一两个月都没有。月经不规律，有时提前几天，有时推后几天。其实，月经前后错几天问题不大，不算病，但是如果总是提前或者后错 7 天以上，我们就认为这是一种病态了。正常的月经周期，我们以 28~30 天为准。月经总是 20 天或 40 天来一次，甚至这一回是 40 天，下一回 60 天都没有来，连续 2 个月以上，我们就要早一点去看医生了。

健康自修课

月经与多囊卵巢综合征

多囊卵巢综合征是个慢性无排卵的病，即不会排卵。因为排卵后，孕激素会相应降低，子宫内膜才会定期脱落，就是一次非常好的月经。每个月都如此，子宫内膜就不会增生了。

如果孕激素的分泌出现障碍，排卵功能会受到很大影响，会导致不排卵，子宫内膜每个月都出现增生。子宫内膜增生变厚了以后，尽管月经会来，但量非常少，滴滴点点十几天，颜色也不对。子宫内膜每一次都没有彻底脱落，越长越厚，最后就形成了多囊卵巢综合征。

对于多囊卵巢综合征的患者来说，一定要改善饮食习惯。其实，我们偶然吃一次快餐，并没有什么大问题。如果你长期吃快餐，那青菜、水果的摄入必然就少了。特别是已经有点胖的青少年女性要特别地注意饮食，预防疾病的发生。如果家族有高血压、糖尿病病史，那就要特别注意了。要注意控制体重，饮食方面，营养要均衡，多吃青菜水果，饮食避免高脂、高糖。

痛经？会不会是“内异症”？

痛经是最常见的妇科病，通常指女性在月经前或月经时下腹部出现坠胀、疼痛的症状，常伴有腰酸等不适。严重的痛经给女性带来极大痛苦，影响生活的质量，甚至发展成其他严重的疾病。痛经分为功能性痛经和器质性痛经，功能性痛经指生殖器官无器质性病变，多见于未婚或未孕妇女，往往在生育后缓解或消失；器质性痛经是女性生殖器官本身出现了器质性病变，如宫颈狭窄、子宫畸形、子宫内膜异位症等，其中最常见的就是子宫内膜异位症。

健康候诊室

主持人：有一个同事跟我说，她们办公室有20多个人，80%的女性都有妇科病，妇科病真的有这么严重吗？

吴育宁：对，比较普遍的妇科病就是痛经。从中医的角度看，痛经是因为不通才会痛，通则不痛。另外，不荣也会痛。

主持人：“不荣”怎么解释？

吴育宁：荣通营，人以血为营，以气为卫。营和卫运行正常，才能向全身各部位输送营养。在《黄帝内经》中，有“荣卫不行，五脏不通”的表述。

不荣的意思就是气血虚、经血不足，无法滋养、濡养胞宫和胞脉，所以会痛经，尤其在下泻的时候，来月经的时候，就感觉到隐隐作痛，这是由虚证引起的。

吴育宁：“不通则痛”是由实证引起的，就是可能有气滞血瘀，或者寒凝血瘀，或者痰湿阻滞的情况，然后体内有血流不出来引起的疼痛。所以我们一般就是说，痛也有虚证和实证两种。

主持人：血瘀到底是什么？

吴育宁：月经就可以表现出来，痛本身就是血瘀的表现。

主持人：痛经就是血瘀的表现？

吴育宁：月经的时候，有血块，血流不畅，这些都跟血瘀有关系。另外，血瘀或者气滞还会出现一些经前的乳房胀痛、胸胁胀满等症状，这些都跟气滞血瘀有关系。

主持人：很多人都说痛经怎么治也治不好。

吴育宁：功能性痛经，改善生活方式，然后做做针灸，会得到一定改善，以后多注意就不会发生了。但是，还有一种器质性的痛经，就是说体内已经发生一些变化了，譬如说我们现在非常常见的子宫内膜异位症。

吴育宁：如果子宫内膜种植到了子宫腔黏膜以外的身体部位，那么来月经的时候，内膜异位的地方也会随着雌激素的变化出血。它在不该待的地方，出血了，就会引起黏连，从而造成癥瘕。所谓癥瘕就是我们说的包块、触痛结节等。

在《中医典籍》中，癥瘕是腹内的肌质和结块，如果进入人体的邪气游走不定，形状可变，就名为瘕。邪气过重或迁延日久，就会形成形状固定的癥。妇女月经时，受寒或遇露，以至于血当出而未出，容易在腹部形成癥瘕，也就是现代医学所说的子宫肌瘤、卵巢囊肿、盆腔包块等。

吴育宁：子宫内膜异位症由于有周期性的异位灶的出血，会引起黏连疼痛，在早期的时候，可能就是痛经，而且逐渐加重。每个月都在异位灶出点血，积得越来越多，结节和黏连就越来越厉害。

主持人：一开始只是有点疼，后来会变成什么样？

吴育宁：可能进展成慢性盆腔痛。慢性盆腔痛就不只是在月经时疼了，平时也会疼。另外，如果子宫内膜异位到卵巢，在卵巢里出血了，就出现了巧克力囊肿。巧克力囊肿就是子宫内膜异位到卵巢上以后，每个月出血，然后吸收，血的颜色就变成巧克力色了。

主持人：变成咖啡色了。

吴育宁：这就叫巧克力囊肿。另外，子宫内膜可以异位到很多地方，异位到直肠引起便血，异位到膀胱引起尿血，到肺里就会引起咳血。从中医角度来说，血离开了经，我们叫离经之血，它在一个异位的病灶出血就是“死血”了。“死血”从中医的角度来说，就是瘀血。此外还有一个问题，就是有 1/3 到 2/3 的子宫内膜异位症患者合并不孕症。

名医会诊

吴育宁 | 北京中医医院妇科、中西医结合主任医师

在临床上有这样的患者，痛经疼得太厉害了，甚至痛到不省人事。如果你身边有人痛经，千万别觉得这是小事，赶紧到医院看看，找到痛经的原因。

痛经的诱因

痛经有几个非常重要的诱因，一个就是妇科手术，在未婚的时候没太注意，怀孕以后做了人工流产。有些人结了婚以后，要事业，不想要孩子，没

有做好避孕措施，然后做了人工流产。人工流产的时候，由于腹压的变化很急剧，很容易把活的内膜和宫腔里的血一下吸到盆腔、腹腔里头去了，造成经血逆流。很多女性朋友都是因为做过一两次人工流产，然后引起了痛经。

另外，有些人生孩子都喜欢剖宫产，剖宫产不疼，一觉睡过去，醒来就把孩子生出来了。我们古话说瓜熟蒂落，女人尽量避免做剖宫产，能够自然分娩还是要自然分娩，为什么呢？因为在做剖宫产的时候，子宫的活内膜很容易被种植到子宫的肌壁上或者腹壁上。很多病人有腹壁的子宫内膜异位症，月月都疼，包块越长越大，这也是痛经的原因之一。

另外，生殖器官或子宫存在异常的人容易发生痛经。处女膜闭锁，或者宫腔黏连等，导致经血流不出来。宫腔的压力大了以后，经血发生逆流，长期下去就成病了。子宫位置过度地后倾、后趋，造成经血逆流，也会引发痛经。

前列腺素高，会引起子宫过度收缩，从而引发痛经。前列腺素是存在于人体中的一种活性物质，最早在人的精液中被发现。当时，人们以为这一物质是由前列腺释放的，因而将其命名为前列腺素。后来，人们发现全身许多组织细胞都能产生前列腺素，它可以引起女性子宫强烈且有频率的收缩。

不健康的生活方式也会引发痛经。女人来月经的时候，子宫非常地敏感。这时，如果你进行剧烈运动，如游泳等，使得子宫收缩更厉害，容易把活的内膜给挤到盆腔及腹腔。还有，在春寒料峭的时候，女孩没有注意保暖，受了寒，而且吃冷饮、涉水、游泳等都可能造成经血逆流、子宫收缩，造成痛经。

有些女孩为了漂亮，爱穿紧身裤，突然一脱，腹腔的压力骤然减轻，子宫内部的压力还大，一下就把活内膜吹出来了。有时候，这也是痛经的诱因之一。

痛经“黑手”

女人出现痛经以后，首先要找医生看看。我们现在很多慢性盆腔痛的患者都被诊断为慢性盆腔炎，实际上，在慢性盆腔痛的患者中至少有32%是子宫内膜异位症患者。大概有48%的不孕症是由子宫内膜异位症引起的，所以子宫内膜异位症是造成慢性盆腔痛、不孕症的重要原因。

子宫内膜异位症从舌象来看，总的来说都有一些瘀象，但有可能是肾虚血瘀，也可能是气虚血瘀，也可能是痰瘀互结。这个需要通过辩证论治来看到底是属于哪一种状况。

离经之血，是死血、瘀血，所以在临床上我们经常可以看到血瘀的患者舌头非常暗。大家可以对着镜子，把舌头伸出来看一看到底是什么样的。

舌为心之苗，了解自己的舌脉，就知道自己应该吃什么食物。有些人冬天进补，需要吃羊肉，如果你有一个大湿热的舌头，舌苔又黄又厚，你就不能补了，补得过头了，就会出现很多问题。中医最根本的一点就是个体化，根据寒热虚实、阴阳气血的情况来调节。

舌象只是一个表征，我们可以通过它简单地做一个辅助判断。真正的子宫内膜异位症，光从舌象是看不出来的。

子宫内膜异位症引起的痛经是逐渐加重的痛经，可能原来没有痛经，随着时间推移痛经就出现了；可能原来就痛经，没有引起注意，后来逐渐加重了。过去，只有处于生殖期年龄段的女人才会痛经，现在青春期的小孩，学校里上中学、大学的女孩，也有痛经很厉害的，后来被证实是由子宫内膜异位症引发的。

子宫内膜异位症的重要诱因是晚生育或者不生育。现在有很多女性不想很早要孩子，等到了35~40岁了，特别想要孩子，发现自己得了子宫内膜异位症。如果女人按期地、适龄地结婚、生育，怀胎10个月把孩子生下来，又哺乳10个月，这个期间没有月经，就减少了经血逆流的机会。特别在妊娠期间，体内孕酮水平较高。孕酮是在怀孕之后由卵巢分泌的，到妊娠末期的时候会达到很高的水平。孕酮可以让异位的内膜萎缩，这个病就自动消除了。

晚生育的女人和不生育的女人是子宫内膜异位症的高发群体。以临床经验来看，女人在 26~30 岁之间生育比较好。

健康自修课

子宫内膜异位症的应对

子宫内膜异位症受卵巢激素的影响，异位内膜每个月都定期生长，然后定期脱落，引起局部的出血，是一种雌激素依赖性疾病。

雌激素是一种女性激素，由卵巢和胎盘产生，肾上腺皮质也可以产生少量雌激素。女性进入青春期后，卵巢开始分泌雌激素，以促进女性第二性征的发育。

子宫内膜异位症没法根治，绝经以后，卵巢功能消失了，不分泌那么多雌激素了，异位内膜自然就萎缩了，这病不治也好了。无论中医、西医，治疗都有一定的效果，但是不能根治。相比来说，中医中药治疗的副作用小一些。这个病治疗起来比较麻烦，而且需要一个长期的过程。我们主张以中医、中药来治疗，主要是活血化瘀。个人情况不一样，治疗方案也不一样。西医、西药主要通过抑制卵巢功能，让身体不来月经，异位的内膜就萎缩了，但是一停药，它就复发了。

另外一个最重要的问题，对于要生育的朋友来说，用了西药以后，会抑制排卵。而中药在治疗的同时，还有助于促排卵，促进妊娠。所以，这是中医中药治疗的一个特点，特别在这个病不能根治的情况下，治疗的主要目的不是为了把这个病治好，主要为了缓解患者的症状，让患者感觉舒服了，不疼了，能上班了，就很高兴。

那些当前不愿意要孩子的内异症患者，尽量要早点生孩子。生了孩子以后，这个病就减轻了。子宫内膜异位症治疗起来困难一些，能治，但不能治愈，所以预防保健更重要。预防保健，第一个就是经期保健，在经期的时候，不能过于紧张，避免剧烈运动，以免引起子宫的过度收缩，导致经血逆流等。

另外，经期的时候，女性要避免冷水的刺激。另外，特别重要的是，女性要减少一些不必要的手术，如人工流产。人工流产容易引发盆腔的炎症，造成子宫内膜异位症，甚至会引发输卵管的黏连。

我们要注意，女性的一生要按部就班地进行，适龄结婚、生育、喂养。女人在母乳喂养中生成了乳汁，身体就不来月经了。自然地，女性在这一段时期，经血就不会逆流。所以，女性按部就班地生活，就可以达到预防保健的目的。

“血、带、块、痛”，女性的难言之症

对于女人来说，痛经是很常见的事情，可能并不是由疾病引起的，随着时间的推移，慢慢就好了。这种痛经，我们称之为原发性痛经。但如果女孩子到了 20~40 岁，甚至婚后还经常在生理期出现疼痛的症状，就必须去医院检查了。尤其对于痛经比较严重的人来说，我们应该考虑是否患上了子宫内膜异位症，因为生理期的疼痛经常和“内异症”密切相关。

健康候诊室

主持人：某热播电视剧中有一个片段，里面的女主角得了一种病叫子宫内膜异位症。大家知道子宫内膜异位症是怎么发生的吗？

嘉宾 1：是不是因为痛经？

郎景和：不是因为痛经才得了“内异症”，而是因为得了“内异症”才会痛经。

嘉宾 2：我觉得“内异症”就是子宫内膜没有长在子宫内，而长到身体别的地方去了，所以叫“异位”。

郎景和：非常正确。一个男士能够如此准确地把“内异症”说明白，非常难得。准确地说，就是子宫的内膜跑到子宫腔以外的地方生长了，形成了结节，最终长成包块引起了一系列的症状。这种病就叫子宫内膜异位症。

主持人：有人把这个病叫巧克力囊肿，它跟巧克力有什么关系呢？

郎景和：这是一个很好的问题。大约在 20 年前，我写过一个小册子，叫《妇科肿瘤的故事》。在这个小册子里，人物名字都是假的，但故事都是真实的。其中有一个故事与巧克力囊肿有关，故事主人公的子宫内膜移到卵巢上去了。子宫内膜移到卵巢生长之后，卵巢上就形成一个包块。包块长得很大，里面包裹着的东西就像浓巧克力汁，所以我们叫它巧克力囊肿。

主持人：那它跟巧克力没关系。

郎景和：巧克力很甜，但巧克力囊肿不但不甜，还很痛。有一个叫小宋的运动员，得了巧克力囊肿去医院做手术。她开玩笑说，她非常愿意吃巧克力，也吃了不少，这个病是不是吃巧克力吃出来的啊！答案当然不是。

主持人：这是一个小玩笑。“巧克力囊肿”这个名字的由来只是因为囊肿中的包裹物很像巧克力浓浆。我想问一下郎医生，巧克力囊肿或子宫内膜异位症在临床中的发病率是怎样的？

郎景和：子宫内膜异位症简称为“内异症”，在 20~40 岁生育年龄的妇女中，这是非常常见的一个病症，也可以叫多发病。20 岁以前和 40 岁以后的患病率为 15%。

主持人：这个数值很高了。

郎景和：在我就职的北京协和医院的妇科，门诊病人中的 1/3 都是因子宫内膜异位症而来。我的住院病人中，以普通妇科病房的手术病人为例，其中有 36% 的病人因子宫内膜异位症而需要手术。根据我们的医疗记录，子宫内膜异位症的住院病人，在 20 世纪 90 年代的时候数量并不多，但是从 1995 年开始，就诊人数就持续升高了，出现了明显上升的趋势。以手术病人为例，1995 年因内异症手术的病人还不到妇科手术人数的 20%，到了

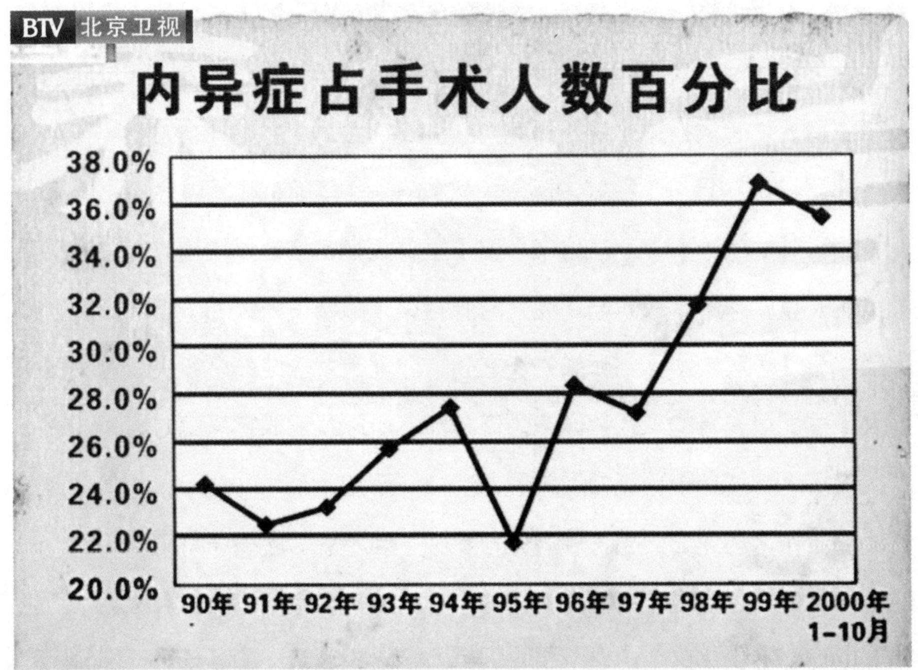

1999 年，这个比例就已经上升到 36% 左右了，也就是说，1/3 的妇科手术都是为了治疗子宫内膜异位症。

主持人：子宫内膜异位症在门诊的就诊率是 30%，发病率是 15%，这个数据很可怕，它就像飘在女性头上的乌云。那么，子宫内膜异位症到底是一种什么病，它是如何发生的？我们应该如何预防它呢？

名医会诊

郎景和 | 北京协和医院妇产科主任医师

每个月，子宫内膜都会脱落一次，这就是我们熟知的月经。月经一定

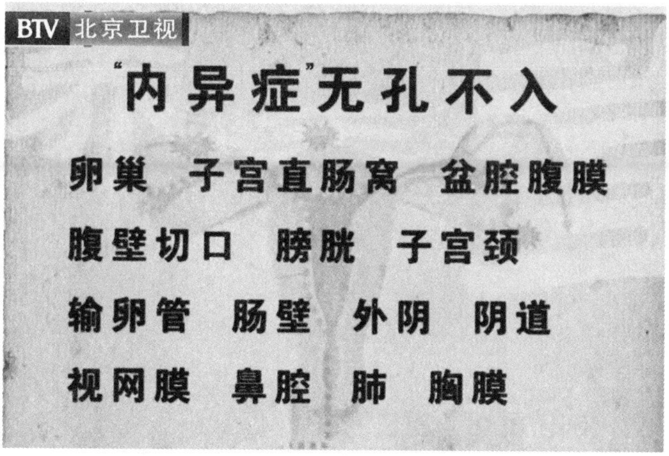

要有血，血中包括脱落下来的内膜碎片，我们也称为例假。如果一些子宫内膜的碎片通过输卵管跑到腹腔或盆腔里，并在那里“落地生根”，形成了包块，那么这个包块就叫巧克力囊肿，即子宫内膜异位症。

子宫内膜异位症可以发生于身体的很多部位，最常见的部位是卵巢和盆腹腔的腹膜，以及子宫直肠窝，但其他地方也有可能发生，如直肠、膀胱、输尿管、皮肤、腹壁，甚至视网膜、关节、鼻黏膜等。

“内异症”是“良性癌”？

“内异症”很常见，它可以引起疼痛，可以引起包块，也可以引起不育。它让患者很难过，很痛苦，但不致命，我们也常常称其为“良性癌”。

为什么叫“良性癌”？第一，它在盆、腹腔的“活动范围”非常广泛，可以转移，可以复发，这是癌的特点。第二，“内异症”确实有一定的机会转化成癌症。因为它不是癌细胞，是一种良性病变，然而又有一定的机会转化为癌症，所以我们叫它“良性癌”。

“内异症”的表现

“内异症”有三大表现，或者称为三大症状。

第一，痛经。患者在月经期间，会出现肚子疼的症状。除此之外，子宫内膜异位症还可能引起非经期疼痛，如腰疼、肚子疼、肛门坠痛，甚至有的患者会出现性交疼痛等。以上这些疼痛情况，我们可以统一称为“慢性盆腔疼痛”。

第二，它可以形成包块，特别是卵巢内异症更容易形成包块，包块也会带来疼痛。

第三，子宫内膜异位症会引起不育症。

“内异症”在很多身体部位都可能发生

我曾接诊过这么一个病人，她一开始挂的是内科号，因为她咯血。她在呼吸内科做了很多检查，排除了肺癌、结核、肺大泡、肺部扩张等，因为以上这些病症都可能会引起咯血。后来，我们进行会诊，发现她的病有一个重要的特点：每次来月经的时候就咯血，月经过后就好了。当时我就怀疑这病与子宫内膜异位症存在关系。随后，她拍了片子，发现肺部确实存在一个阴影。然后，我们就在她下次月经结束后，给她打一种针，让她不来月经。连续 3 个月，她没来月经，也不咯血了。后来，她再做检查，发现肺里的影子也没了。这就是发生在肺里的子宫内膜异位症，我们通过打针的方式治好了。

那这名患者以后都不能来月经了吗？其实不会的，她的月经可以恢复了，因为病灶已经被消灭了。

如何预防与治疗“内异症”？

最好的预防措施就是定期体检。

我们建议女性从 20 岁开始，甚至十三四岁开始有月经的时候，就要养成定期体检的习惯。保健靠自己，看病找医生。有些包块自己是摸不到的，等能摸到的时候就已经很大了。因此，女性应该养成定期体检的习惯，一年至少检查一次，包括妇科检查、影像检查、实验室检查等。

内异症的应对办法有以下几个。

第一个应对办法是期待，就是不用药，也不做手术。当患者的病很轻，又没有引起不育问题，没有形成包块的时候，可以不予治疗，注意观察。

第二个应对办法是药物治疗。

第三个应对办法是手术治疗。

什么时候选择药物，什么时候选择手术？这要根据上面讲到的三大问题——疼、包块和不育，来选择治疗方案。如果患者仅仅感到疼，没有包块，没有导致不育，那选择用止疼药也是可以的。不用止疼药，口服避孕药也可以。如果产生了包块，包块直径是3~5厘米，如巧克力囊肿，那就一定要做手术。最好的选择是腹腔镜手术，很简单，效果也很好。如果患者还有不育的问题，除了腹腔镜，还需要加上宫腔镜，检查导致不育的具体原因。

健康自修课

留意疾病发出的信号

我们可能无法第一时间知道自己患了什么病，但有些身体情况应该有所感受或察觉，这很重要。这就像人类观测天气一样，有一些被证明过的很有用的征象：月晕而风、础润而雨。妇科疾病如炎症、肿

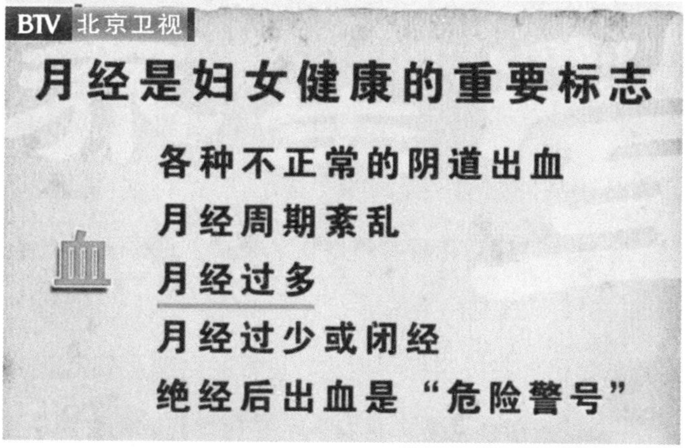

瘤等，都可以概括为血、带、块、痛这四个字，甚至一出现以上问题就马上意识到这是疾病发出的信号。

“血”是什么？大家知道，女孩在十三四岁的时候就开始有月经了。正常的月经是女性健康的标志，但不是说月经正常就一定没病。如果女性朋友出现各种不正常的出血，我们都可以认为是疾病发出的信号。什么叫“不正常的出血”？月经周期乱了，本来应该是 28 天的，现在间隔太久了，比如 50 天才来，或者两个月过去了还不来；月经量过多，或者月经量过少，或者根本就不来月经；女人在绝经以后，比如 48 岁、50 岁不来月经了，一年多以后却突然出血了，等等。

这些不正常的出血都是危险的信号，出血不一定意味着得病，但一定要追究原因。比如绝经后出血，这不代表身体进入了“第二春”。绝经后的出血哪怕只有一点点，哪怕只有一次，都是不正常的，都要追查问题的根源。有时候，这种出血不一定意味着严重的疾病，可能只是老年性阴道炎或者宫颈炎，甚至子宫内膜炎也可能会导致出血。但我们也应该意识到，出血也可能是肿瘤引起的，如宫颈癌、子宫内膜癌。

当身体发出信号时，及时追究，发现问题及时解决，这就是很有价值的健康自修课。

解除红色预警

白带就是女性的阴道分泌物，如果分泌物的质或量不正常，那可能意味着身体出现问题了。什么叫“量不正常”？白带量非常多或非常少都是问题——量少可能意味着身体出现了炎症，量多则可能是其他问题。什么叫白带的“质”？就是白带的形态。比如白带呈现泡沫状，有鱼腥味、米干状的、血性的、水样的，这都不正常。正常的白带几乎无色，略黏稠。如果白带的“质”或“量”不正常，我们一定要找到问题的根源。比如，奶酪状的白带，通常是由念珠菌引起的，也就是大家俗称的霉菌性阴道炎；泡沫状的白带，甚至带着鱼腥味的白带，可能意味着另一种阴道病；

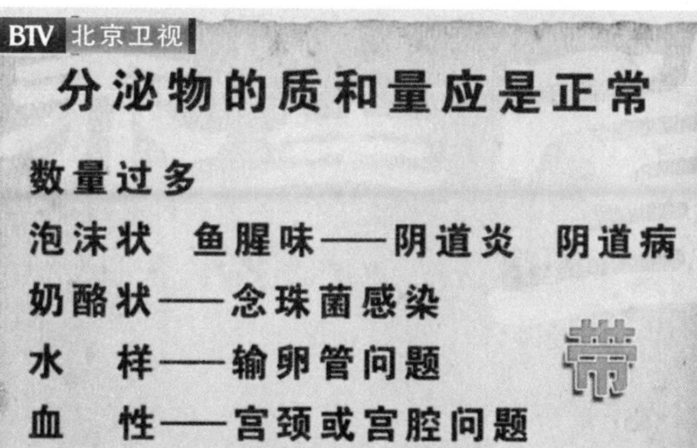

水样的白带，可能是输卵管出了问题；血性白带需要特别注意，需要检查宫颈有没有出问题，排除宫颈癌或其他疾病。

“块”，指包块，或者我们叫肿块，这也是常见的妇科病。肿块通常自己是感觉不到的，你能自己触摸到的肿块，直径至少10厘米了。因为肿块长在盆腔里，你并不容易摸到，等肚子都大起来了，肿块也就很大了。罹患子宫肌瘤的女性，肚子像怀孕足月的孕妇那么大。有的小女孩自己不注意，妈妈就应该上心。小女孩爱美，但裙子总是系不上，或者年纪很小的女孩子肚子都鼓起来了，盆腔里可能长了东西。

如何发现“块”？定期去医院做妇科检查，一年做两次妇科检查，定时做B超。这种体检是很有必要的，有些病，甚至一些恶性肿瘤都能在体检中发现。

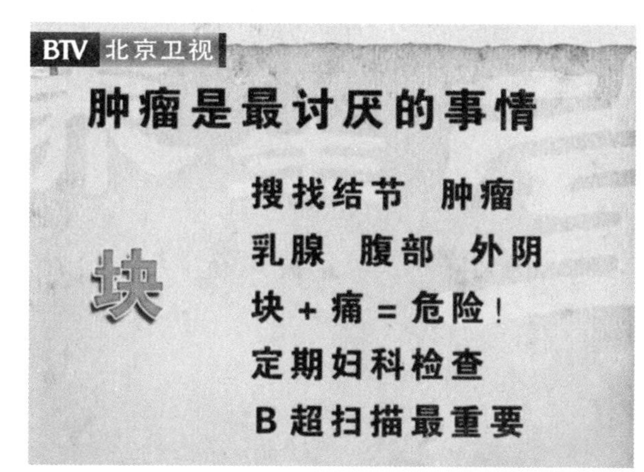

“痛”就很麻烦了，因为疾病已经使你感到痛了，这就通常不是一个简单的问题了。肿瘤

可能会引起严重的疼痛，炎症如盆腔炎也可以导致腰痛、腹痛。另外，急性疼痛如宫外孕导致的输卵管破裂、卵巢囊肿的破裂，或者卵巢囊肿发生扭转，这些都是疾病的自我暴露，它的暴露往往也伴随着剧烈的疼痛。

所以，女性朋友一定要注意，突然感到肚子疼，哪怕慢性疼痛都是不正常的——痛是威胁女性健康的一个大问题。

女性朋友真的要好好呵护自己、关爱自己，随时关注身体的变化，守护自己的健康，享受靓丽的人生。

女人养血即养命，调经养血防闭经

未到闭经年龄却闭经了，女性朋友如何防止提前闭经？许多少女盲目减肥，吃得过少，脾胃无法生化气血下注胞宫，造成虚证闭经；或者情绪变化造成气滞血瘀、体内痰湿瘀滞阻碍气血通畅，造成实证闭经。女性朋友注意养成健康的生活方式，养血调经，才能延缓衰老。

健康候诊室

主持人：今天，我们要说的这个话题，四五十岁的女性朋友可能会比较关注。女性在四五十岁的时候容易出现闭经，闭经由什么引起？

吴育宁：闭经是女性的常见病，更年期女性大概在 49 岁的时候出现闭经，这种闭经属于生理性的闭经。

主持人：正常的现象。

吴育宁：对！妇女在妊娠期或者哺乳期，还有到了 49 岁的时候闭经，那是正常情况，我们叫作生理性闭经。女性在 40 岁之前就出现闭经了，这属于病理性的闭经。如果一个青春期的少女，本应在 14 岁左右月经来潮，结果到了 16 岁还没有月经，我们叫作原发性闭经。还有一种情况，女孩来了月经，之后又有几个月不来了，按照她的周期至少有三个月经周期没有来月经，我们叫作继发性闭经。另外，从中医角度来说，这些情况虽然都是闭经，但问题的本质是不一样的。

闭经从中医角度来看，分为两种，一种是血枯闭经，有余之血溢出为月经，无余之血则闭经。血要先营养五脏六腑，然后多余的血下注血海为月经。所以，虚证可能是气血虚或者肝肾虚，这些都可以引起血枯闭经。还有一种叫实证闭经，也叫血隔闭经。它有血在血海里，由于气滞血瘀把它阻滞了，或者痰湿阻滞了，造成了血隔闭经。

肥胖可以引起月经异常，跟多囊卵巢等有关。另外，过度的减肥也会导致闭经，叫作神经厌食性闭经。

主持人：神经厌食性闭经？

吴育宁：对！这是过度减肥引起的闭经。神经厌食性闭经就是指低于同一年龄段的最基本的身高体重了，低于正常值的 15%，肯定要闭经了。有些女孩减肥，体重暂时还没减下来，尚未低于正常体重的 15%，但总是想着要减肥，结果也出现了闭经，我们诊断为厌食性闭经。

名医会诊

吴育宁 | 北京中医医院妇科、中西医结合主任医师

什么是厌食性闭经

女孩总觉得自己胖，想减肥，有时候就不吃。饿到受不了，开始大吃、暴食。吃得太多了，有了罪恶感，就开始催吐、吃泻药、灌肠，甚至有人吃甲状腺素片等。她们采取这些方法，长期下来，脾胃肯定会受到伤害。

过度减肥引发体重的下降，甚至体重在没下降之前，也至少有20%的人出现闭经的症状了。这时候再进一步发展，体重减下来了，不好好吃东西，再加上引吐、催泻、灌肠，导致电解质紊乱，就有死亡的危险。所以，这个病从远期来看，危害性是非常大的，不仅仅是一个月经问题……

大家可能都熟悉一首歌《昨日重现》，演唱者是美国歌手卡伦·卡朋特，很难想象一个拥有如此美丽歌喉的女人最后会被饿死。1983年2月4日，她死于父母家中，死的时候才32岁，死因是她在减肥过程中患上了神经性厌食症。

这个病的发病年龄一般是从8岁到35岁，最常见的发病年龄段是13~14岁和17~18岁。

神经性厌食症有两种情况，一种情况就是不吃，剧烈地运动，过度地运动消耗了脂肪，最后太瘦了！还有一种情况：暴食、使用泻药。这两种情况对身体有很大的损害，第一个伤害的就是脾胃。脾是后天之本，是主气血的。脾胃坏了，你的气血都不够养你自己的五脏六腑，哪儿还有月经。这就属于血枯闭经，没有气血能够下注到血海，所以没有月经！

怎样预防闭经

首先，这是一个生活方式的问题。我们从各方面来说，还是健康美最好。以BMI指数来衡量，体重（千克）数除以身高（米）的平方。女性的话，结果在20~25为正常。如果超过25就要注意了，超过30了，就得减肥了。在正常的范围之内，就是健康美。过度地减肥，对身体造成了伤害，闭经只不过是一个表现。从中医的角度来说，少女的时候，肾气刚至，本来就很弱，如果不注意调养，身体就会受到伤害。

另外，长期的脾虚，伤了脾胃，就会生湿化痰。这种神经性的饮食障碍性的疾病，不吃不吃就不愿意吃了，最后想吃也吃不下了。一门心思想着什

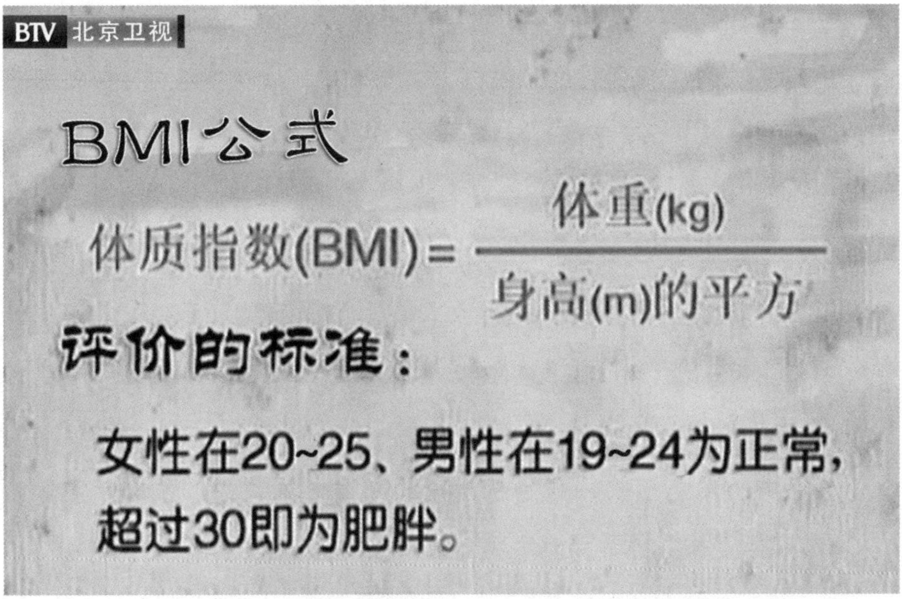

BTV 北京卫视

BMI公式

体质指数(BMI) = 体重(kg) / 身高(m)的平方

评价的标准：

女性在20~25、男性在19~24为正常，超过30即为肥胖。

么呢？减肥、减肥。实际上，人已经瘦得不行了，就不吃，最终导致心脾两虚、肝郁体虚。

根据我们的临床经验，心脾两虚的病人，不仅月经不来了，而且心慌、睡不好觉。我们要尽早发现这些症状，调节生活方式，尽早解决这些问题。

闭经早期的症状调理

绝经有绝经早期的症状，就是绝经前后这一段，围绝经期主要是潮热汗出、睡不好觉、心悸，然后月经出现异常。中期的话，绝经两三年以后到 5 年的时候，身体就会出现一些泌尿生殖系统症状，之后就会出现骨质疏松等。有些人更年期持续时间短，只有几个月；有些人更年期持续时间长，甚至持续 8~12 年。中年妇女在步入更年期的时候要特别注意，中医说肾气要是在，月经不会绝得那么早，所以，维护自己的肾气很重要。

药王孙思邈曾说过：人年过四十，勿服泻药，长服补药大佳。《黄帝内经》中讲：阴气自败。所以，人过了 40 岁以后，保养肾气，适度补益有助于防止疾病，延缓衰老。

如果你的月经量少了，或者出现了绝经早期的症状，这就是在提醒你，你的肾气已经开始衰败了，该注意了。你去看一看医生，看看你到底出了什么问题，从医生那儿得一些建议。不管是食疗，还是调整生活方式，甚至进行中医的治疗调养，都可以在一定程度上延缓衰老，拖住青春的尾巴。

健康自修课

健康生活，远离闭经

对于女性来说，谁都想要健康美。所谓健康美就是体重要适中，前文提到了一个健康的范围，自己要经常地看一看，过瘦、过胖都会引发一些疾病和一些问题。

另外，情绪也很重要，要调节情绪，因为肝气瘀滞会引起很多的问题。

厌食性闭经要特别预防，养成良好的饮食习惯。我们从饮食上应该怎样调节自己呢？可以服用山楂煎。山楂本身性甘、微温，入血分，有行气活血化瘀的功效。另外，红糖本身也有一定的滋养作用，能补中、化瘀。

根据中医的四气五味理论，食药的五味是酸收涩、苦燥湿、甘缓急、辛发散、咸软坚。甘草、红枣、红糖等甘味的食药就有缓急止痛、补益和中、调和药效的作用。

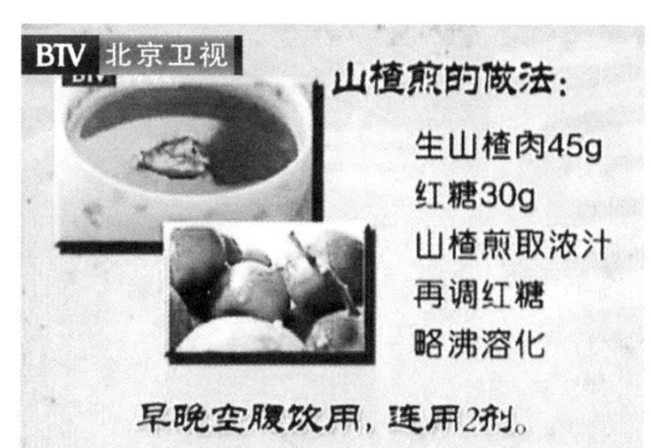

虚症闭经的话，可以食用一些枸杞子、桑葚子，经常吃吃，就有滋阴的作用。

雪梨川贝煎其实也可以用用，因为川贝本身是清热养肺的，通过滋阴补肺，对于阴虚的调养是有帮助的。

另外，血虚的人可以吃点大枣补血。要关注自己的身体状况，发现问题及时调节一下。有什么问题一定要请教医生，及时治疗。当然，女性朋友守护健康最有效的方式还是预防疾病的发生。

第五章

衰老不只是岁月的痕迹，别让潜伏的疾病拖累你

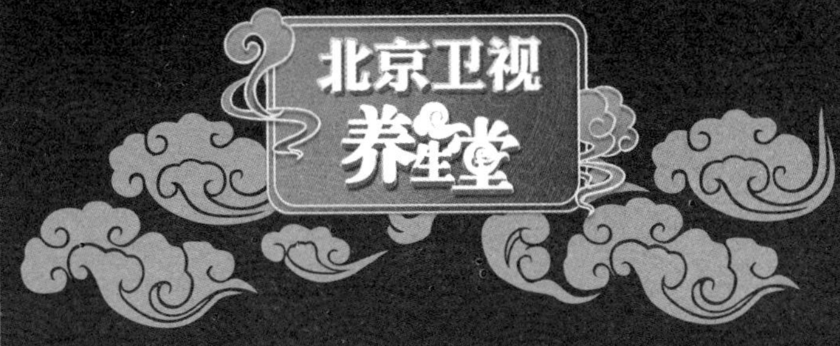

润肤护肤，筑起守卫健康的美丽城墙

大家都知道，我们的皮肤就像一堵城墙，能够保护身体免受外界侵袭。而当“城墙”上的漆、砖开始脱落，斑驳的时候，我们就要给它洗一洗、涂一涂，让它尽快恢复健康。俗话说：“没有内乱，不得外患。”肌肤由内而外透出的光泽，展现了一个人的健康与美丽。中医古籍里有一句话叫“血虚则生风化燥”，意思是机体血虚会引起皮肤干燥。所以，气血的濡润，津液的充足，对皮肤和身体的健康是非常重要的。

健康候诊室

主持人：今天受邀来到养生堂的这位专家是我的偶像，也是我心目中的女神。我一直认为如果到了她这个年纪还可以跟她一样美，那简直是人生当中的一大幸事。今年 97 岁的她精神矍铄、步履稳健，她是如何做到的呢？她的养生方法又有哪些独特之处？今天，她会跟我们分享她的养生秘籍和美容宝典。

陈彤云：大家好！今天我们给大家带来了一份礼物。我不是一个人过来的，我们都是赵炳南技术的传承者，我是其中年纪最大的人，97 岁。我们的团队给大家带来了一套养护皮肤的方法，希望大家不管身处青年、中年还是老年，都有漂亮、健康的皮肤。

主持人：谢谢姥姥，您谦虚了，请坐。我上节目是有化妆师的，但姥姥说，她不用化妆师，然后直接就把自己的专属化妆品拿出来了，开始描眉打粉底，涂腮红……所以姥姥在日常生活中是一个特别讲究的人，对吗?

陈彤云：我是不会化浓妆的，主要为了保持皮肤干净。我洗脸的时候，用洗面奶洗一遍，再用清水洗两三遍，然后擦一点保湿的水，再抹我自己研制的洋参亮肤霜。之后，我还要进行按摩，仔细按摩。

主持人：所以，您就是这样做，才把皮肤保养得这么好?

陈彤云：我每天都这样做，坚持 20 年了。

名医会诊

陈彤云 | 北京中医院皮肤科主任医师

美容秘方——调肝化瘀汤

面部色素病，有一些可以通过气血调理解决，另一些则可以通过内服外治的方式治愈。

肝气是否舒畅，可以显现在脸上，所以我们对面部色素的治疗，在活血化瘀的基础上，还需要注意疏理肝气。

在中医看来，肝是什么？主藏血，主疏泄。肝气不疏会出现什么症状？患者情志不遂，包括精神压抑，总是高兴不起来，也有一些患者会表现出烦躁易怒的症状。而肝气郁结会造成什么？气血运行阻滞，也就是我们常说的“气血不能上荣于面”，紧接着，面部色斑、肌肤甲错都可能会出现，时

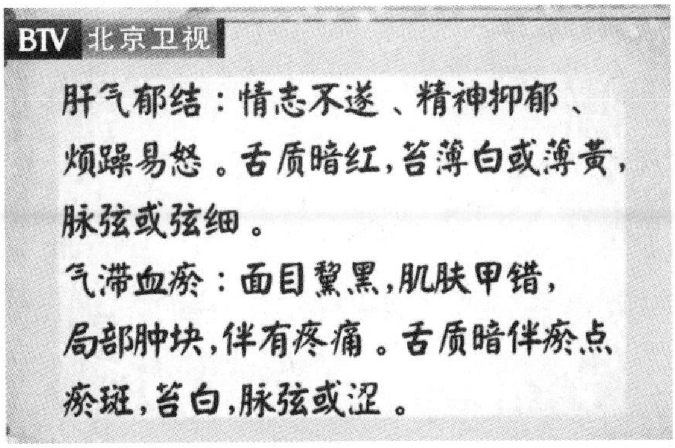

BTV 北京卫视

肝气郁结：情志不遂、精神抑郁、烦躁易怒。舌质暗红，苔薄白或薄黄，脉弦或弦细。

气滞血瘀：面目黧黑，肌肤甲错，局部肿块，伴有疼痛。舌质暗伴瘀点瘀斑，苔白，脉弦或涩。

间一长还可能出现一些肿块，伴有疼痛感，舌苔脉象上也会出现一些变化。

这样看来，这种疾病似乎并不是针对女性的，男性也容易出现类似的问题。中医有一种说法叫异病同治，对于各种皮肤问题，只要辨证后发现是由肝气郁结、气滞血瘀导致的，就可以用调肝化瘀的方法进行治疗。

调肝化瘀汤疏肝健脾、活血化瘀，下面我们要为大家介绍一下这个方子里几味重要的药材。

柴胡疏肝理气，茯苓健脾和中。大家会不会产生疑虑，咱们一直在讲肝，怎么又跟脾扯上关系了？其实这与中医的五行相生相克相关。在中医的五行里，肝属木，脾属土，肝木克脾土，所以我们有一句话叫“见肝之病，知肝传脾，当先实脾”。因此，这里面体现了中医的一个思想——治未病。

如果肝出现了问题，未来脾也可能会出问题。因此，我们要先把脾胃保护好，这一点很重要。

这个方子里的其他药还包括当归、川芎、白芍、熟地、桃仁、红花等。这一组药都是活血化瘀的。我们先看当归，当归能补血调经，是女性常用之药。川芎是活血行气的，它能推动血液运行。芍药有什么作用？除了养血，它还能敛阴、柔肝，可以疏肝理气。熟地除了养血、补血，还能滋肾阴、填肾水。桃仁、红花是活血化瘀的。另外，方子里还有僵蚕，它是祛风散结的。但这里用僵蚕是为了什么？中医古籍《神农本草经》里有记载，僵蚕能退黑斑，令人面色好。此外，薄荷辛凉解表，有点升散的作用。而柴胡则是一个温燥的药，能在这些药中间起一个调和作用。

以上这些药共同作用，可以调和肝气，保护脾胃，活血化瘀。如果大家有我们刚才讲到的那些肝郁气滞的症状，就可以去医院请医生开一个以此方为底的方子，但是需要有针对性地找到适合自己的用药克数来配药。

如果你总是心情不好，气血瘀滞，脸上有黄褐斑，无论男女，都应该去医院调养一番，否则未来就可能会出问题。尤其是我们刚才提到的脾胃问题，需要引起大家的重视。

皮肤瘙痒，是谁在捣乱？

冬季，不少老年人都被皮肤痒的问题所困扰，但是每个人痒的原因不尽相同。中医认为痒的原因有很多，风、热、虚、虫等因素都和痒有关，包括前面提到的各种疾病也可能导致皮肤瘙痒。若是局限在规律性的冬痒上，那结合气候特点及老年人自身生理特征，中医认为主要有两种原因。

1. 阳虚：淫淫作痒。过去的理论认为，老年朋友冬天皮肤瘙痒主要是阴血不足造成的，但是现在我们在临床上发现，有很多阳虚的老年朋友也会出现皮肤瘙痒的症状。举个例子：两杯水，一杯热水，一杯凉水，都用盖子盖上。很明显，热水杯的盖子上会出现很重的水汽，而凉水杯的盖子上则什么都没有。这里的热水就像我们人体里的阳气，它在不断蒸腾着杯盖——我们的皮肤，让皮肤更容易得到营养物质的滋养，进而保持水润，不容易瘙痒。而没有阳气蒸腾的皮肤自然就营养不足，容易干燥、瘙痒。

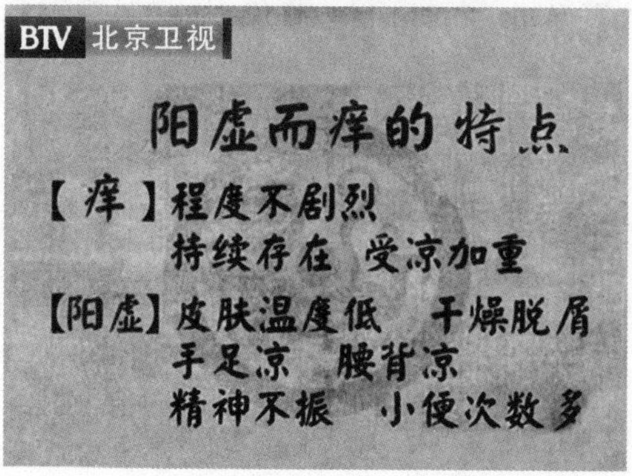

老年朋友本身阳气就不足，再加上冬天又是阳气内收的季节，所以他们的皮肤一到冬天就缺乏营养，容易干燥瘙痒。这种瘙痒不是非

常剧烈，而是像清代沈金鳌的内科著作《杂病源流犀烛》上形容的那样：淫淫不已。它不是很剧烈，但持续时间长，而且会影响人的心情。

《杂病源流犀烛》中称这种阳虚引起的皮肤瘙痒为皮虚。在受凉的时候，皮虚更明显一些。可能有些朋友会有这样的感受：一到晚上，衣服一脱，受凉了，就觉得身上开始痒。这些患者的皮肤温度往往较低，皮肤的颜色相对来说偏暗。而且，因为是阳虚引起的瘙痒，很多患者还会出现怕冷、手脚凉，或是腹胀、大便溏泄、小便清长等症状。

2. 血虚：风邪致痒。中医里有一种说法叫“痒必兼风”，或说“风盛则痒”。隋代的中医名著《诸病源候论》里就有专门论述，说风邪所致的瘙痒是因为身体虚弱，风邪侵犯腠理，和我们的气血在皮肤上进行斗争。如果邪气很盛，表现就是疼；如果邪气较弱，表现就是皮肤瘙痒。在冬季，对很多老年朋友来说，瘙痒多因内风，而产生内风的主要原因就是血虚。

我们的身体就像一株植物，当它气血充盛、营养充足的时候，叶子绿油油，长得非常茂盛。如果我们把这株植物种到沙漠里，没有任何营养供给，那它的叶子可能很快就会干燥、枯黄，更别说有光泽了。同理，如果一个人血虚，缺少血的滋养，那么我们的皮肤也会出现干燥、枯黄、发硬、起皮屑、瘙痒的现象。

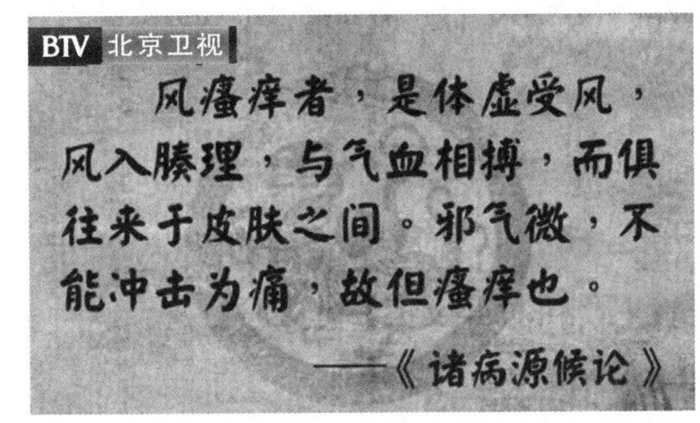

血虚引起的瘙痒并不强烈，多发于小腿和胳膊。《杂病源流犀烛》称其“如虫行皮中”，就是说皮肤上像有个小虫在爬一样。这种感觉比前面阳虚引起的“淫淫不已”的瘙痒更难熬，因为它会突然这里痒一下，那里痒一下。中医讲“脾主四肢肌肉”，血虚的时候，四肢部位的皮肤瘙痒会更明显。从

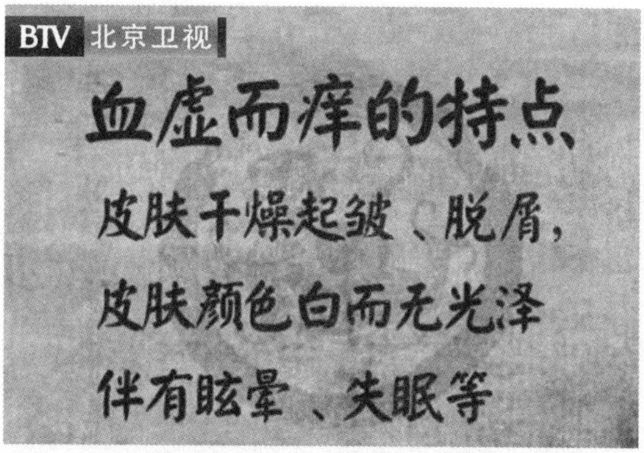

BTV 北京卫视
血虚而痒的特点
皮肤干燥起皱、脱屑，
皮肤颜色白而无光泽
伴有眩晕、失眠等

现代医学的角度来说，人体皮脂腺的分布密度是不一样的。在四肢远端，皮脂腺分布最稀疏，所以最容易出现干燥瘙痒。尤其冬天，人的血液循环变差，四肢更易出现这种瘙痒。

血虚而痒的特点如图所示，主要是皮肤干燥、起皱、脱屑，这是皮肤血虚缺乏滋养导致的，就像干枯的树叶一样。另外，它的颜色是白而无光的，贫血之人的皮肤就是这种样子的。还有一些朋友会有神经系统症状，如眩晕、失眠，等等。

老年朋友中出现血虚的人是比较多的，因为他们的脾胃功能普遍较弱，吃的东西不能够转化成我们人体需要的精微物质，反而变成垃圾，或是被过度排泄掉了。另外，有些人生活不太规律，又不能健康科学地控制饮食，营养物质摄入不足，出现血虚的概率就更大了。

健康自修课

巧治冬痒的容颜不老方

现在临床上多采用温阳散寒的中药来治疗冬痒，数据显示有效率能够达到 80%，而且比皮肤科常规治疗瘙痒的效果要好很多。如果是一些比较轻微的冬季瘙痒，大家可以通过食疗的方法温阳，改善一下体质和皮肤状况。这里为大家推荐的是明代医书《奇效良方》里记载的一个方子——容颜不老方，主要针对因阳虚导致的冬季皮肤瘙痒。阳虚导致的皮肤瘙痒，其原因是气机内敛，阳气不足之人，本来蒸腾之气就不足，冬天更加无力生发，因此，体表失养，就会出现皮肤瘙痒的问题。

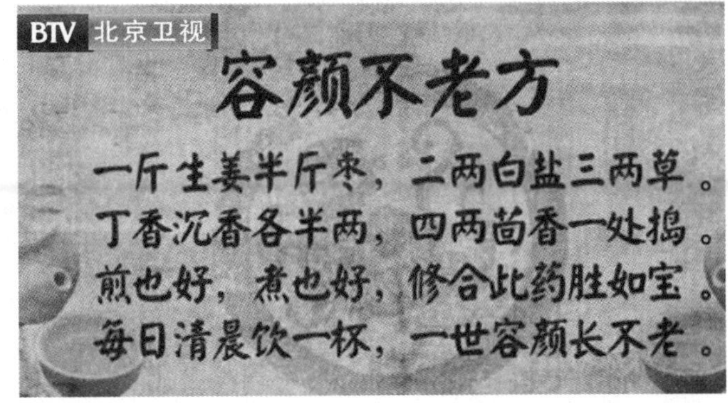

这个方子里的第一味药是生姜。姜性味辛温，有温中散寒之效。宋代大文豪苏东坡就曾在杭州净慈寺遇见一位 80 多岁的老和尚，皮肤光滑润泽，据说他吃了 40 多年的姜。

在这个方子里，生姜和大枣都有补益气血、调和营卫的作用。不过图中歌诀说的量有点大，我们可以灵活调配。如果我们每天都喝的话，生姜 10 克左右，再放 3 颗大枣就可以了。

至于“二两白盐三两草”，如何理解并加以运用？首先，盐也是一味中药，可以入肾，在这个方子里主要作为药引子。平时不必放二两白盐那么多，一小撮即可。甘草则是一味常见的调料，煲汤的时候我们经常会放一些甘草进去，有一种微甜的味道。其实，甘草还有解毒的作用，而且也是一味补药，可以补脾胃。

丁香比较常见，但现在沉香已经较少了，所以可以用肉桂、降香代替。丁香和降香里面都含有挥发油，可以帮助人体往外发散，和生姜配在一起，可以助阳散寒、疏通经络。我们制作的时候不要放太多，丁香用 1 ~ 2 朵，降香用 1 ~ 2 片即可。

茴香子性温，有温中的作用。尤其到了冬天，很多老年朋友如果受寒，就会出现腹泻、腹胀、小腹凉等现象，这个时候用茴香子效果非常好，平时用只要抓一小撮就可以了。

这些药材配齐后，可以放在一起煮。两杯水，大火煮开，然后用小火煮 15 分钟即可。冬季每天早晨喝比较合适，因为早晨是阳气往外发散的时候，到了午后，阳气就该往回收了。早晨来一杯这样的容颜不老方，可以帮助我们升阳驱寒，对身体是非常好的。

穴位点按，按出魅力女人

一个人的脸部是最能体现气血情况的地方。为什么我们一得病，哪怕只是感冒发烧，身体不舒服，脸色就会变得苍白没有血色？原因就在这里。如果一个人的脸上像蒙上了一层灰，怎么都擦不干净，就表明这个人气血不足，皮肤不能得到润泽。

健康候诊室

主持人：很多人都特别怕衰老，试图用各种美容手段“留住青春”，但眼神中流露出的那种岁月沧桑又该如何抹去呢？

眼睛是心灵的窗口，但这个“心灵窗口”可能是我们整个面容上最容易出现问题的地方——不是黑眼圈，就是眼袋，要不就是眼角细纹。

程凯：我们面部最先出现问题的地方就在眼睛周围。我们在谈到衰老的时候，首先要看一个人的眼睛，如果眼睛很漂亮，那她整个人的状态都显得比较年轻。

主持人：没错。那为什么会出现黑眼圈、眼袋这种面容问题呢？

程凯：原因太多了，这跟身体的气血运行有关系，跟睡眠质量也有关系，同时跟我们的面部肌肉、肌群的运动有关系。

主持人：那我们有没有办法逆转衰老呢？

程凯：衰老是不可能被逆转的，但我们可以尽量延长青春，延缓衰老的进程，而且一定要趁早做。

名医会诊

程凯 | 北京中医药大学教授

养眼保鲜三步法

这个三步法，分别针对眼角皱纹、眼袋和眼周的黑眼圈。

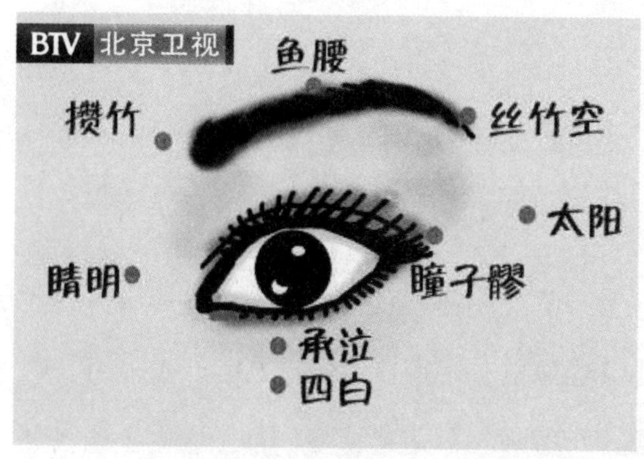

首先，我们需要找一找眼睛周围的一些穴位。我们也要了解，眼周皱纹最容易出现在眼角外侧区域。

其次，我们需要在外侧眼角区域找穴位。这个区域有三个穴位。第一个穴位在眉毛的外侧，相当于眉梢的位置，穴位名叫丝竹空。

第二个穴位在外侧眼角旁边，也就是眼眶的外缘。仔细摸这个穴位的时候，会发现这个地方有一个小小的骨头上的凹陷。这个穴位叫瞳子髎，是足少阳胆经的穴位。

第三个穴位大家很熟悉，就是太阳穴。其位于丝竹空和瞳子髎之间向后的凹陷中。

这三个穴位都位于我们眼睛皱纹最容易出现的地方，太阳穴是一个经外奇穴，而瞳子髎和丝竹空是手足少阳经上的穴位，少阳经脉是在我们脸周位置绕行的，头的侧面、面部的侧面都归于手少阳经脉和足少阳经脉。换句话说，如果我们按揉这三个穴位，整条经络的供血都会得到改善。

我们在每次用眼霜前，可以先点揉这三个穴位。具体方法是用自己的指尖——如果你觉得你的脸部皮肤很细腻，脸也小，那用小指就可以了——大多数女性在抹眼霜的时候选择的其实是无名指。无名指稍微往下用力，在局部轻轻按揉。需要注意的是，按揉的范围不要太大，要向下用力，只停留在皮肤表面的按揉更容易出现皱纹。

排毒养颜通胃经

我们知道胃是六腑之首，脾胃是后天气血生化之源，大肠小肠皆属于胃。就大肠和小肠的功能而言，小肠叫泌别清浊，把“清的东西”吸收了，把“浊的东西”往下排；大肠叫传导糟粕，“垃圾东西”排出体外。大肠小肠的整个消化过程都归胃管，所以胃是六腑之首。胃的作用是什么呢？其实，六腑的特点都是“以通为顺”。胃就像身体的口袋，如果口袋里堆满了食物，不通畅了，新的食物进不去，旧东西即使成了垃圾也出不去，那就一定会出问题。所以以胃为代表的六腑都是以通为顺，一定要通畅，不能产生阻滞。因此，养胃的方法就是要让它通畅。

很多人都知道，如果肠蠕动减慢，会经常发生便秘。宿便停留在身体中的时间过长，肠黏膜就会吸收很多垃圾毒素，我们的身体也就成为一个垃圾场了。女性最害怕这一点，所谓排毒养颜说的就是这个事儿。

当我们在眼睛周围发现了一些不太好的变化时，我们就要想想是不是该通一通胃经了，通胃经可以帮助我们改善便秘的问题。

通胃经本质上是为了促进胃和肠的蠕动功能，当它们运转正常时，才能

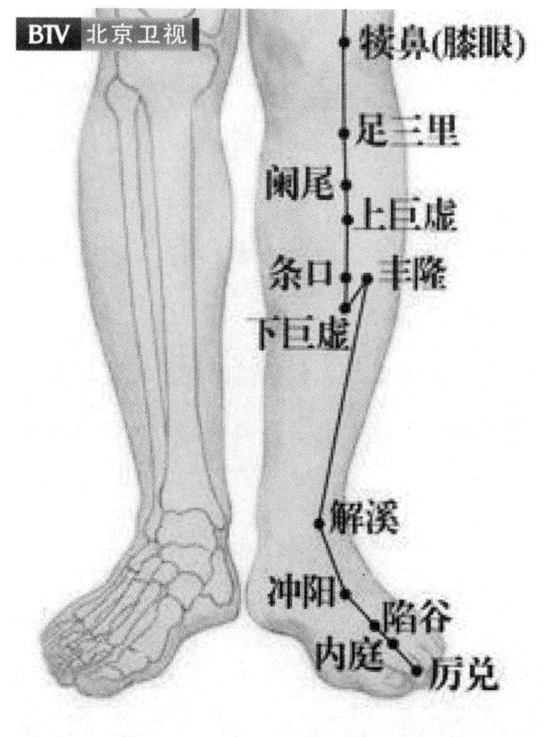

充分发挥“往下排”的能力。把垃圾排出去了，人体才可能获得更多的营养和能量，人体的气血也才能得到更充分地化生。在这个过程中，我们就要用到足阳明胃经在小腿上的一些穴位了。

第一个穴位是很多人都听说过的足三里，它在膝盖的外下方。具体怎么找呢？它在膝盖髌骨的外下方。我们沿着髌骨向下，在胫骨靠近膝关节的位置，我们会触摸到一个明显的骨形膨大的地方，这个地方叫胫骨结节。在胫骨结节的下缘往外一指的位置，就是足三里穴。距离胫骨边缘一指宽的地方，我们会发现一条弧线，这就是足阳明胃经的走向。足三里下三寸的位置有一个穴位叫上巨虚，上巨虚往下三寸则是下巨虚。大家找不到准确的位置也没关系，只要沿着胫骨外侧边缘大约一指宽的地方，由上往下依次点揉就可以了。

足阳明胃经的走向是从上往下，我们的穴位点揉也应该从上往下，这叫顺经为补，即从足三里到上巨虚再到下巨虚。点揉的意思是先点，然后再揉。这样的点揉可以促进肠胃通畅，所以通胃经实际上也是一种补益的方法。

在点揉的过程中，如果我们发现一些穴位有明显的疼痛、刺痛感，或发现了一些结节、皮肤纹理的改变，包括静脉、毛细血管的改变，这都代表我们的肠胃可能出现了一些问题。

如果你每天坚持点揉足阳明胃经的穴位，会慢慢地发现，经络上硬结节的状态会逐渐改善。当结节变软，甚至慢慢消失以后，你会发现你的肠胃功能也会得到改善，外在表现是脸色会变好。人体内外是紧密相关的。

终极美容法

这个终极美容法很简单，就是紧挨着胫骨的内侧边缘，由下向上依次点揉。这是足太阴脾经的走向。当胃出现问题的时候，这条经络也往往会出问题。有些女性的月经出现问题，这条经络也会有反应。通过点揉这条经络，对我们的身体非常有好处。点揉的力量不需要很大，但只要找对了穴位，穴位的刺激感会比较明显。

除了对以上两条经络的点揉，还有一个重要穴位需要我们关注，那就是关元穴。

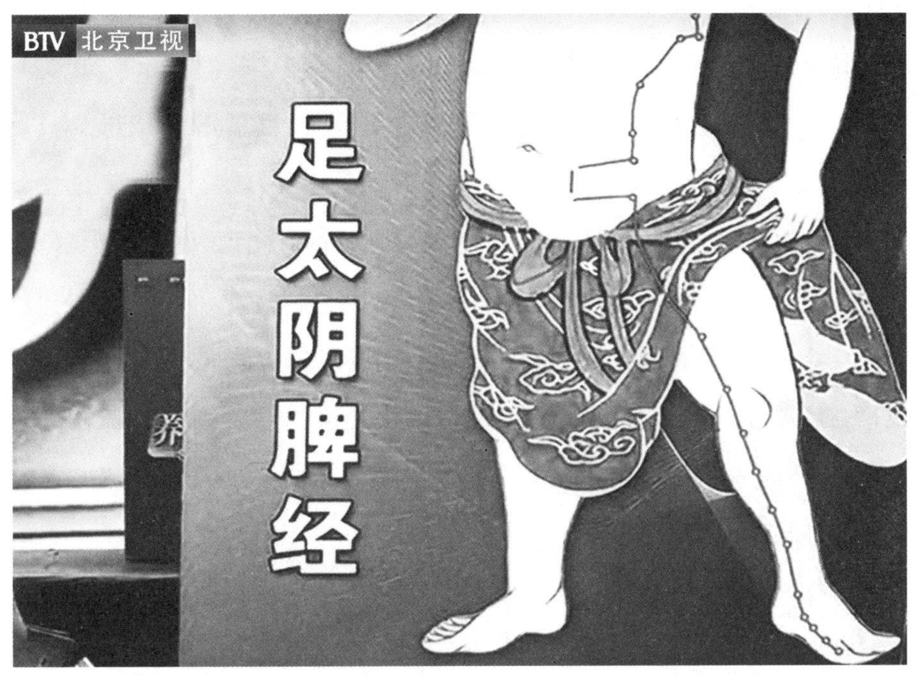

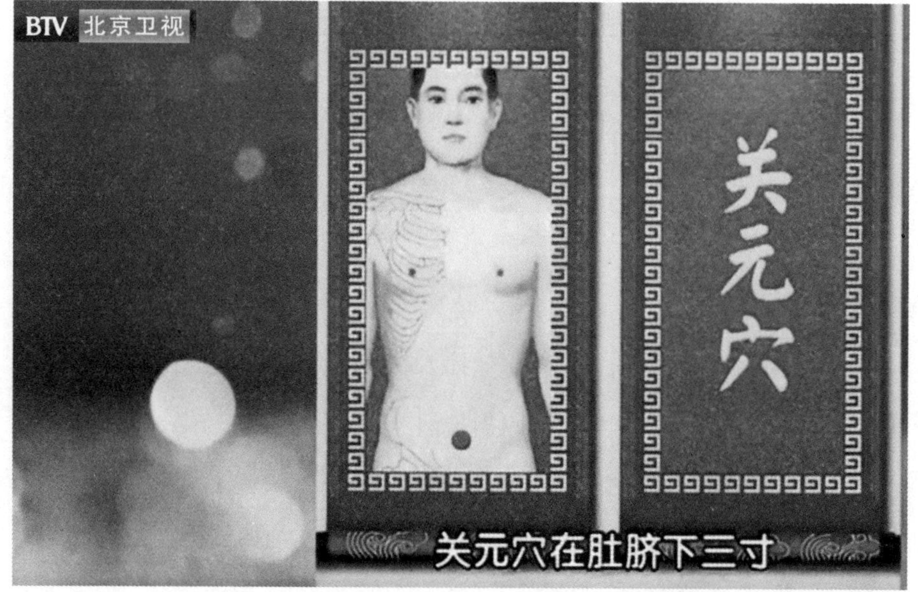

刺激关元穴的方法，依然是用手，但要讲究一定的方法。我们把手掌掌心鼓起来，双手相对，手心摩擦，感觉掌心的劳宫穴发热之后，迅速放到关元穴上。

用劳宫穴给关元穴做热敷的时候，不要隔着衣服，要直接相贴。以关元穴为中心，温热之后，揉按关元穴。整个过程大约持续三分钟，可以两只手交替进行。

这种揉按相当于“灸”，手心的劳宫穴直通心气，而人体最温暖的地方就是心脏。用我们最温暖的地方，去温热最需要温暖的关元穴。

《黄帝内经》曾说，女性的生殖功能从十四岁开始健全，此时女性体内有两条经脉出现了变化：一是任脉通，二是太冲脉盛。太冲脉是什么？冲脉。冲脉是与肾经并行的，在我们腹部正中线旁开，这个地方我们又称为血海，即十二经脉之海。

人体的经脉与血关系匪浅，而女性又以“血”为本。在人体的五脏中，肝是藏血的，脾是统血的。肾藏精、经化血，经血同源，所以肝脾肾这三个脏器决定了女性体内气血是否充足。而联络肝脾肾的经脉恰恰是足三阴经。我们把刚才点揉的穴位整理一下，补脾经起始的位置不就是在三阴交吗？其实，三阴交有一个特别的名字，叫妇科三阴交。换言之，三阴交与很多妇科疾病相关。根本原因就是它主血，而女性以血为本，所有的妇科疾病都离不开血。

对于女性而言，如果想要保持身体健康，实现终极美容，就不能不关注三阴交。当身体出现疾病的时候，我们点揉三阴交穴，就像是打开了气血的大门，三条经脉的气血就开始相互交通，这就是三阴交穴被称为交汇穴的意义。

当肝脾肾三条经脉的气血都旺盛起来之后，女性体内的雌激素值就会保持在一个比较好的水平，这也是终极美容法的关键所在。

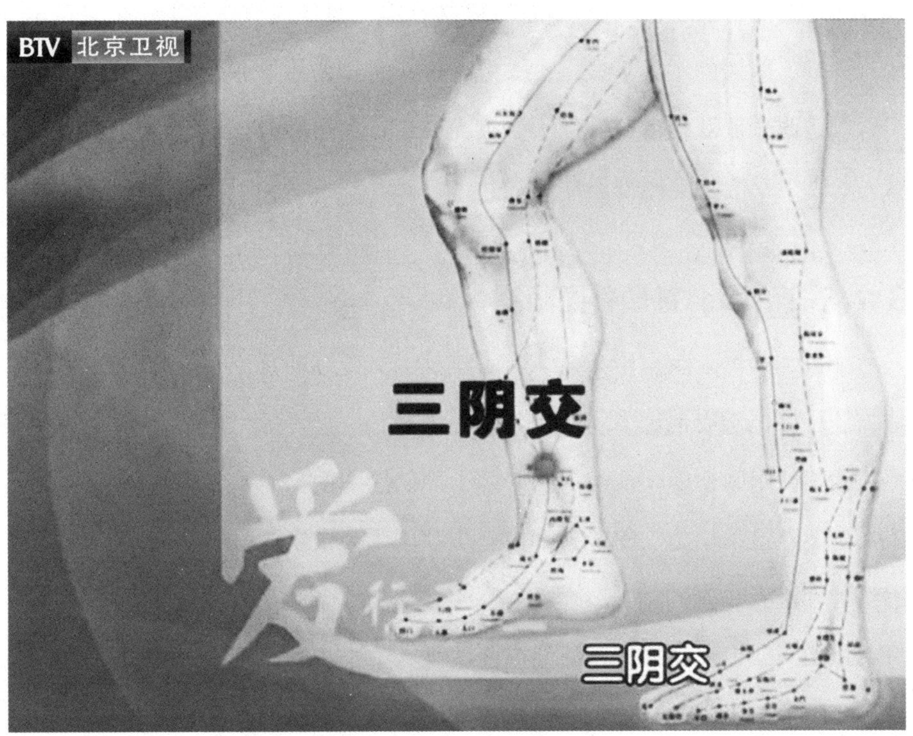

健康自修课

5 个穴位，祛皱缓解视疲劳

如果你的眼睛不舒服了，感觉疲累了，或者发酸发涩了，可以通过点揉穴位的方法缓解视疲劳。具体点揉的穴位除了上文提到的丝竹空、瞳子髎和太阳穴之外，还有四白穴，以及眼睛内侧的睛明穴。

以上 5 个穴位正好在我们的外侧眼角形成一个 C 形区域。我们在点揉的时候，完全可以合成一节，从睛明穴开始到丝竹空结束，把这几个穴位全部按摩完了以后，再涂抹眼霜，效果会非常好。眼霜的涂抹有两个要点，一是弹按，二是要由内向外轻轻涂抹，千万不要由外向内。

为什么会专门强调涂抹方向呢？因为肌肤纹理走向正是由内向外的，而皱纹也是沿着肌肤纹理开始出现的，顺纹理涂抹对延缓皱纹的出现很有帮助。

另外，眼霜的用量不宜多，一般来说，眼霜的用量有米粒大小的量就够了。因为眼周肌肤很薄，涂抹太多反而令肌肤无法吸收，眼周容易产生脂肪粒，长期的话会加速眼部肌肤的老化。

8 个穴位，10 分钟改善黑眼圈

如果你的黑眼圈重于旁人，除了按揉上文介绍的几个穴位外，还应该格外关注一个位于眉毛正中间的穴位——鱼腰。

我们的眼睛就像一汪池水，眼睛上面的眉毛就是池水中的小鱼。鱼腰穴正好位于“这条小鱼”的中央部位，当我们眼睛很累的时候，这个穴位就会感觉特别酸痛。

鱼腰穴往上大概一指宽的地方能找到一个小小的凹陷位置是阳白穴。另外，在眉毛的内侧，有一个叫攒竹的穴位，再加上我们前文介绍过的丝竹空

穴，这几个穴位每穴点揉1分钟。两只手配合按压，总共不到10分钟的时间，你就可以把这8个穴位全都点揉一遍。点揉结束后，再用2分钟的时间，轻轻涂抹好眼霜。

以上这套方法，对所有的人都适用，坚持下去，对改善黑眼圈，缓解视疲劳很有效。

雌激素，女性健康守护神

雌激素是女性体内的一把保护伞，它的存在与否直接影响着女性的健康。雌激素随年龄的增加而急剧变化，缺失雌激素的女人容易得冠心病、骨质疏松，甚至老年痴呆。总而言之，雌激素的确是一把保护伞，它与很多疾病密切相关，那么雌激素还有哪些作用呢？雌激素与女性健康到底有着怎样密切的关系呢？

健康候诊室

主持人：我有个好朋友跟我聊天说，她妈妈因为一件事念叨了 3 天。妈妈去超市买了一瓶打折促销的醋，结果回来以后看购物小票发现这瓶醋没有按打折价算，差了 8 毛钱。妈妈就让我的好朋友回超市去找，我那个好朋友太忙了，想过两天再去，结果妈妈念叨了 3 天。最后，两个人去超市找了经理，超市承认错误，补回了 8 毛钱，这事才算是平息了。

郁琦：8 毛钱，开车连油钱都不够了。

主持人：妈妈从早饭说到午饭，午饭说到晚饭，一件小事说了 3 天，所以这也是更年期最典型的一个表现。

郁琦：现在认为，雌激素对大脑的神经系统有某种控制或者抑制的作用。雌激素没有了，对脑的抑制被解除以后，这种神经系统的关联变得过于活跃，对很多事情非常敏感，然后就会出现焦虑、抑郁等表现。

神经系统和雌激素的相关机理，现在还不是特别清楚，但是从很多现象来看，比如女人得老年痴呆的人比男人多得多，为什么？因为男性更年期来得比较晚，比较缓，而且男性到七八十岁的时候，性腺功能也没有完全衰退。但是女性到 50 岁的时候，卵巢功能突然衰退，而且是很彻底的衰退，这是女性和男性最大的区别。那么从这一点上来推论，女性的老年痴呆为什么比男的多？可能跟这事是有关系的。

主持人：绝经危害大。

郁琦：绝经危害非常大，那么绝经是什么意思？绝经的真正含义就是卵巢功能的衰退。卵巢里本来有很多卵子的，在没有绝经之前卵子会逐渐长大，卵子在长大的过程中产生雌激素，所以雌激素必须在有卵子的情况下才能产生。卵子在排出来以后形成黄体，黄体可以产生雌激素，也能产生孕激素。如果卵巢里面的卵子都排空了，卵巢就会萎缩——这个人就绝经了，衰老了。

绝经带来的问题严重危害女性健康。如果一个女人的寿命是 80 岁的话，一般在 50 岁左右绝经，那么有 30 年左右的时间在没有雌激素的状态下生活，这是不可想象的。

名医会诊

郁琦 | 北京协和医院妇产科主任医师

雌激素能够帮助女性抵御很多疾病的侵扰，如冠心病、骨质疏松，甚至老年痴呆，那么女性的身体当中会一直拥有这个物质吗？

雌激素不是女人生下来就有的，生下来以后其实也没有，到了大概十几岁以后才开始有，到了 50 岁左右就突然没了，进入更年期。雌激素缺失以后，其对身体的保护作用也就随之消失，从这个时间点以后，女性就更容易得冠心病、骨质疏松等疾病。不仅如此，从雌激素缺失的那一刻起，女人就好像变了一个人，不管外表、脾气、品性，甚至一些为人处事的方式都会发生一些变化。

雌激素与身材的关系

雌激素有生殖作用和非生殖作用，非生殖作用的一个主要方面就是调节脂肪的分布和代谢。好身材哪里来？雌激素带来的。

中老年妇女普遍都存在发胖的现象，因为随着雌激素的减少，雌激素对于脂肪的分布和代谢作用降低了，原来傲人的身材开始变得臃肿。女性爱美，如何维持匀称曼妙的身材？这是每个女人都要面对的问题。

补充雌激素可以在一定程度上抑制发胖的趋势，维持身材。中国人一提起激素就联想到肥胖，其实人体里的激素有好几百种，跟胖瘦有关的激素很少。雌激素和胖瘦基本没有关系，但是雌激素可以让人体脂肪的分布向女性型的方向发展。雌激素补充治疗不会让更年期女人立刻变得像苗条的少女一样，因为身材的改变不仅是雌激素水平下降的结果，跟人的生活环境、生活方式、饮食习惯等都有关系。雌激素补充治疗是整体健康策略的一个组成部分，同样重要的还有饮食的控制、适当的锻炼等。

雌激素与乳腺癌的关系

中国人都谈癌色变，那么雌激素到底跟乳腺癌有多大的关系？这是一个被讨论了几十年的话题。雌激素补充治疗大概有半个世纪的历史了，从用药的第一天开始，就有人关注这个问题，一直到现在。这半个世纪以来，人们做了上百个研究，试图搞清雌激素与乳腺癌的关系，但到现在为止也没有明确的结果。我们换个角度看这个问题，如果雌激素与乳腺癌的关系非常密切的话，根本用不上五六十年就搞清楚了。五六十年都没搞清楚雌激素与乳腺癌的关系，说明两者实际上没有密切的关系，那么到底有没有关系？还在研究中。

中国乳腺癌的发病率要比外国低很多,因为中国人在基因方面存在优势，而且中国的乳腺癌患者发病年龄集中在45岁左右。实际上，45岁左右的妇女几乎是没有绝经的，所以不存在激素补充治疗的问题。换句话说，乳腺癌的发生跟激素补充治疗的关系并不密切。

中老年妇女如果进行了激素补充治疗，那么每年都要做一次体检，及时调整用药量，及早发现疾病的苗头。实际上，即便一个人得了乳腺癌，早期发现的话，也非常容易治疗，做一个简单的手术，预后非常好。

雌激素与子宫内膜癌的关系

我们应用激素补充治疗有一个基本的原则，没有切掉子宫的病人在补充雌激素的时候一定要同时补充孕激素。这样，子宫内膜癌的发生率甚至比不用激素补充治疗的人还要低。

女性进入更年期到绝经还有一段时间，如果这段时间月经紊乱，就没有排卵，没有排卵，就缺乏孕激素。更年期到绝经之间的时期，是子宫内膜癌的高发时期，如果进入更年期的女性朋友在绝经前月经紊乱，就要注意补充孕激素。

女人在40多岁的时候，要把重点放在补充孕激素上，绝经之后的女人要补充孕激素和雌激素。激素可以自己买来吃吗？绝对不行！这是一种医疗措施，这是一种药物，而且是处方药，所以一定要在医生指导下使用。

健康自修课

如何正确应用雌激素?

对于更年期症状，如泌尿生殖道萎缩和骨质疏松这些问题，在什么时候补充雌激素都是有好处的。即使你已经发生过骨折，那么再用雌激素还是能够预防下次骨折。但是，对于心血管系统的问题、老年痴呆的问题，在窗口期补充雌激素才会起到预防的作用。

窗口期就是在绝经 10 年之内，没有月经了，应该尽快采用，如果绝经超过 10 年了，再去应用雌激素，就预防不了心血管系统的疾病，也不能降低老年痴呆的风险。

这 10 年是一个非常关键的时期，因为在这个时期用的话，可以避免一些疾病对身体造成伤害。错过了窗口期，如果动脉粥样硬化、附壁血栓等已经形成了的话，再用雌激素，就失去了意义。

10 年是一个比较宽泛的时间范围，如果我们能够在刚刚绝经，或者雌激素一缺乏，就马上开始用激素补充治疗的话，那么血管会保持在一个比较正常的状态。也就是说，雌激素对于更年期症状，如泌尿生殖道萎缩等，是有治疗作用的，但是对于心血管系统、老年痴呆等问题，只能起到预防的作用。

雌激素必须在医生的指导下使用，绝经后的女性朋友可以到医院进行一次常规体检，为医生诊断用药提供参考。女性朋友在应用激素补充治疗以后，每年还需要做一次体检。在开始用药的 3 个月之内，我们一定要找医生看一下。医生会根据你的检查结果，判断你的身体状态，再调整用药。

雌激素可以长期服用，目的就是预防疾病。缺乏雌激素对健康的损害是一个长期的过程，可以持续 15 年。如果你只是短期应用雌激素，那只能延缓疾病的发生，用处不太大。只有长期服用雌激素，才能够避免那些在 65

岁以后才会出现的老年问题。

当然，即使用了雌激素，也不能保证女性朋友不再生病。因为激素补充治疗只是中老年妇女整体健康策略的一个部分，它能解决的是雌激素缺乏所带来的问题。

随着人的年龄的增长，身体的器官功能逐渐退化，如甲状腺功能等退行性疾病，不完全是雌激素缺乏所带来的。雌激素解决不了退行性疾病问题，但是它可以帮助我们拥有一个健康饱满的精神状态，能够更好地去面对、战胜衰老带来的问题。

这就像我们在冬天的时候多穿一件外套，肯定能起到更好的防护作用。但是，能说穿了外套就不会感冒、发烧吗？这也未必，所以这里只是为大家提供了一种保护自己的方法。

延缓衰老的神秘物质——雌激素

雌激素是女人一生当中最重要的一种激素，它比孕激素和雄激素都重要得多。并且，雌激素对女性健康非常重要，那么，如何通过调整雌激素，来改善女人的健康状况呢？

健康候诊室

吴玉梅：作为女人，我很骄傲，因为我们的身体中有一种非常神奇的物质，它能很好地抵御疾病的侵袭。我举一个例子，在45岁之前，男性的冠心病发病率为48‰，而女性只有7‰，这个悬殊的差异完全取决于这种神奇的物质。

主持人：雌激素。

吴玉梅：很多女性朋友可能会有一个疑问，如果女人没有雌激素了，那会不会长胡子？其实是不会的。但雌激素的减少，可能会引发一些相应的病症，如骨质疏松。这是绝经女性中非常常见的一个症状，之所以如此，是因为雌激素有促进骨骼生长的作用，对骨骼能起到非常好的保护作用。女人绝经之后，因为体内雌激素分泌减少，导致骨质含量下降，骨矿物质流失。这种骨矿物质的流失在绝经之后的 5 年内会非常明显，因此，这个阶段的女性很容易发生骨折。

这种骨质疏松并不是老年人才会得，女性可能在卵巢功能开始衰退的时候，从 30 多岁开始到 40 岁以后，就逐渐形成了。

换句话说，女性在三四十岁以后，随着卵巢功能的下降，体内雌激素随之减少，骨质含量逐渐下降，尤其在绝经后很容易出现骨质疏松，发生骨折。

主持人：每年，很多单位都会组织员工体检，好像 40 岁以上的人都需要查骨密度，是不是跟这个也有关系？

吴玉梅：骨密度是衡量人体骨矿物质含量的一个重要指标，女性到了围绝经期这个年龄段的时候，都应该检查骨密度。除此之外，我们还需要检查内分泌水平，其中包括了雌激素及其他激素。

主持人：女性朋友应该清楚，到了一定年纪，体内的雌激素会下降，我们一定要更加爱护自己的身体才行。

吴玉梅：对，女性绝经之后，骨矿物质含量一般以每年 3%~5% 的速度流失，在刚刚绝经的前五年流失量最大，速度也最快。雌激素的减少还可能会导致女性出现潮热、心烦、头疼等症状，甚至引起抑郁。此外，因为女性体内的内分泌变化是非常复杂的，除了卵巢分泌雌激素外，我们的甲状腺、肾上腺、胰腺等腺体也是内分泌的重要参与者。女性绝经以后，甲状腺的功能也会出现相应的减退。这个年龄段的女性，除了潮热、盗汗等症状外，还可能伴随着情绪低落、甲状腺功能低下。

除了以上症状，我们还可以看到，很多女性在更年期发胖，这是一个非常普遍的现象。食量没有增加，但体重一直在上涨，腰腹部甚至膨胀了一圈，为什么会这样？

主持人：吃的东西没增加，是不是运动量变小了？

吴玉梅：运动减少也是其中一个原因，但最主要的原因是雌激素的下降，因为雌激素参与女性体内的脂肪代谢。当雌激素分泌减少之后，体内的脂肪代谢速度会变慢，因此，脂肪会逐渐堆积，造成腰腹部的膨胀。

此外，雌激素还会对心血管方面造成影响。大家知道，雌激素对女性的心脑血管有一定的保护作用，当雌激素减少，就可能导致女性发生冠状动脉硬化，血流灌注不足，引发冠心病。因此，女性在四五十岁的时候容易罹患冠心病，与雌激素的分泌情况密切相关。

雌激素的降低还可能导致女性血压的升高，因为雌激素对维持女性的血管弹性起到了一个非常重要的作用。雌激素的减少可能导致女性动脉硬化，血管的弹性会随之下降，当血管的调节功能受到影响之后，就会表现为血压的高低起伏。

主持人： 男人到了 40 岁的时候可能状态还非常好，但女人到了 40 岁就开始走下坡路了。雌激素的减少会对女性健康造成巨大威胁，那我们该怎么办呢？有什么办法能帮助我们补充雌激素，延缓衰老呢？

吴玉梅： 其实通过调整体内的激素，女人完全可以延缓衰老，保持健康，我给大家提四点建议。

第一，调整压力。

第二，平衡饮食。

第三，交替健身，意思是我们要进行适当的锻炼。

第四，选择适当的激素替代。

名医会诊

吴玉梅 | 首都医科大学附属北京妇产医院妇瘤科主任医师

雌激素水平下降，如何防御疾病侵袭?

年轻女性体内的雌激素水平是比较高的，年老之后随着雌激素水平的迅速下降，女性很容易罹患各种病症。

那么，针对这些危险因素，女性该如何预防?

第一，生活要有规律。每天都要进行一定的体育锻炼，通过运动进行减肥的同时，也可以减缓雌激素水平的下降，这是非常重要的一点。

第二，注重饮食的调节。我们要多吃蔬菜、水果，少吃肉。女人生完孩子以后尽量要母乳喂养，而且每胎的哺乳时长最好大于 6 个月。

另外，乳腺癌与饮酒关系密切，酗酒可能会导致乳腺癌。喝酒应该限量，葡萄酒限制在 100 毫升之内，啤酒限制在 250 毫升之内，白酒限制在 25 毫升之内。

另外，激素替代法不能随意使用，一定遵医嘱，还要进行定期监测。有乳腺癌家族史的女性朋友要定期去医院做检查。

对于年轻的女性朋友来说，35 岁以前要坚持做乳房检查，定期体检非常重要。除了医生的检查，B 超诊断也很关键，通过 B 超，乳腺上的一些常见疾病都能被发现。35 岁以上、已经生了孩子的女人，在哺乳结束后，可以做乳腺钼靶检查，筛查乳腺癌。

交替健身，运动调整雌激素

绝经之后，我们的体重会逐渐增加，雌激素水平可能也会随之增加，但这个雌激素不是卵巢分泌的，而是肾上腺分泌的。人体如果长期受到这种雌激素的刺激，可能会导致子宫内膜癌或乳腺癌。所以绝经之后，女性朋友可以通过运动，控制好自己的体重，远离疾病。

我们建议有氧运动的时长要大于 1 个小时，每周 3~5 次，这样才能起到一定的效果。另外，女性朋友可以进行交替健身，也就是跑跑步，然后坐一会儿，进行一些肢体按摩，或者快慢交替，慢跑完走一走，等等。

激素都是处方药，滥用危害大

激素类的药,不管是哪种激素,我们都把它归为处方药,这一点必须记住。

化妆品里不允许添加激素，当我们使用含有激素的化妆品时，激素是可以通过皮肤进入身体的。如果用量过大，外来的激素与体内的激素累加，又没有医生的指导，容易出现问题。

其实，最可怕的情况是雌激素“一家独大”。如果一个人体内长期只有雌激素，没有孕激素，那么她的子宫内膜就会不断生长，最后患上子宫内膜癌，这种情况是很常见的。育龄期女性中有一种很常见的病叫多囊卵巢综合征，这种病就是因雌激素过高，又没有孕激素制衡导致的。

而更年期之后的妇女，体型之所以会改变，就是因为她身体里的雌激素越来越少了，但雄激素并没有减少，所以雄激素渐渐占据了主导地位，于是就导致了男性型的腹部肥胖。育龄期女性在罹患多囊卵巢综合征之后，体型也会发生改变，很多人都会出现男性型的腹部肥胖。

总之，雌激素可以吃，但不能随便吃，一定要去医院看医生，在医生进行一系列的前期检查后决定。检查什么呢？比如乳房有没有问题，子宫有没有问题，有没有血栓病史……如果以上检查结果都很好，就可以非常谨慎地选择一些小剂量的雌激素，使用时间一般要小于 5 年。在使用雌激素的过程中，一定要定期去医院检查，因为使用激素后可能会导致血栓，导致血糖升高，甚至引起一些妇科疾病或乳腺方面的疾病，所以定期去医院做检查是非常必要的。

很多女性可能有疑问，既然在绝经初期，雌激素大量流失，那我们可不可以在这个阶段马上用激素替代法补充？答案因人而异，因为每个人在绝经期的表现是不一样的，有的女性在绝经后没有特别明显的变化，就可以不用。激素替代疗法仅用在有症状的女性身上，并且要非常谨慎地、在医生的指导下应用。

健康自修课

女人喝豆浆到底有没有好处？

我们时常听到有人说，女人喝豆浆可能会引发乳腺癌，所以现在好多女性朋友都不敢喝豆浆了。实际上，豆浆里含有大量的大豆异黄酮，甚至有的女性朋友可能还在单独服用大豆异黄酮。大豆异黄酮有什么作用呢？它可以缓解因为女性体内雌激素减少而引发的一些症状，所以对于女性而言，适当地喝一些豆浆是有好处的。

那为什么还会有传闻说喝豆浆会引发乳腺癌呢？因为很多人认为雌激素是引发乳腺癌的一个很重要的因素，但他们不知道，其实雌激素不只一种。豆浆确实含有雌激素，叫植物类雌激素，这种激素可以起到类似人体雌激素的作用，却不会致癌，而且它所起的效用只有我们人工合成的雌激素或者自身产生的雌激素作用的1‰，换言之，它对人体的作用非常微弱，因此并不会致癌。

女性朋友一天喝多少豆浆合适?

一般来讲，我们建议女人每天喝一杯豆浆，大约在 500 毫升之内。豆浆和牛奶是我们每天饮食中不可缺少的两种营养品，但牛奶不能取代豆浆。

我们建议大家准备两个杯子，一个用来喝牛奶，一个用来喝豆浆。时间上也要进行区分，因为牛奶有催眠的作用，我们可以晚上喝牛奶，早晨喝豆浆。

处于更年期或绝经期的女性朋友，每天早晨饮用 500 毫升豆浆，晚饭前后饮用 500 毫升牛奶，可以有效缓解因为雌激素下降而引起的各种不适症状。

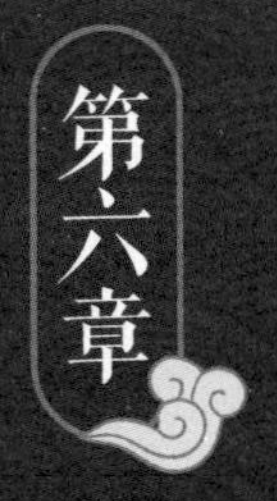

厨房里的“保健药”，吃对食物保健康

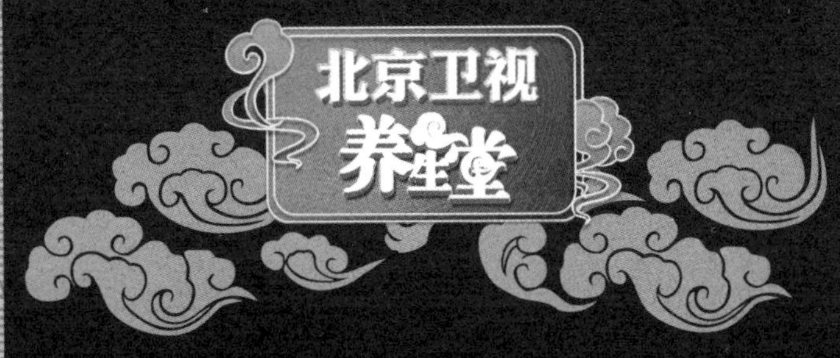

红小豆是滋补佳品，生活良“药”

红小豆又名赤豆、赤小豆、红豆，不仅是美味可口的食品，而且是一种治病的妙药。古医书《本草纲目》《神农本草经》《药性本草》《本草备药》中均有关于红小豆的药用记载。中医认为红小豆性味甘酸、平，入心和小肠经，主要作用为利水除湿、消肿解毒等。李时珍称红小豆为“心之谷”，其功用为：生津液，利小便，消胀，除肿，止痛。

健康候诊室

主持人：我老家的一个朋友送我一堆红小豆，我在想，到了夏天，这一大堆红小豆该怎么办呢？我知道绿豆是祛暑清热的，那红小豆怎么吃，有什么作用呢？

张晔：我们一般都认为冬天吃红小豆，夏天吃绿豆。冬天的时候，红小豆卖得挺贵的，夏天时卖得便宜一些。其实，我建议大家在夏天时吃一点红小豆。在中医上讲，红小豆不仅补血，而且利湿的作用相当强，也有解毒祛暑的作用，只是没有绿豆那么强而已。

主持人：它祛湿的作用比较明显。

张晔：它祛湿的作用比绿豆要好很多。夏天，我们有一些人会长湿疹，对吧？长湿疹的时候，你找中医开药方，他总会给你放上一点红小豆，因为它有利尿的作用。

我们小时候在家里很难喝到红小豆汤，因为那时候生活条件比较差。一般情况下，奶奶在家煮红小豆汤的时候都会特意多加一点水，再放点糖，特别好喝。

主持人：这就是当时的饮料。

张晔：我从来没有喝足过，没有喝够过。后来，我搞营养以后管食堂，在食堂煮红小豆汤。

主持人：食堂煮的红小豆汤就是米特别少，汤特别多，是吗？

张晔：对，厨师在煮豆沙的时候有剩下来的汤，我看了高兴极了，赶紧盛出一碗，放点糖进去，就去干活了。我做完事以后，就把这点汤一饮而尽，痛快，高兴。没想到的是，喝完汤之后，每隔几分钟，我就要上厕所，结果就特别狼狈又不敢说，毕竟是偷吃的。

主持人：红小豆有这么强的利尿作用呢？

张晔：对，这是我亲身试过的。实际在这里，我还想给你们提一个建议，如果女性朋友要去医院检查的时候，一般情况下先让你排尿去检查，检查完了以后要做B超了，让你喝水。结果喝完了水，胃里头咣当咣当的，就是没尿。我想告诉大家，如果你要去做妇科检查，那不妨带一点红小豆汤这一类的东西。如果需要，你就在红小豆汤里加点红糖喝了。同量的水，利尿的效果是绝不一样的。

主持人：是的。

张晔：为了检查喝水，你虽然着急，但就是没尿，等你有尿的时候人家医院下班了，这样的情况见得多了。这个时候，你喝一点红小豆汤的话，效果好极了。在月经期用一点红小豆，煮成汤，单煮就行，它就有利尿的作用。

我给你们举个例子，我在医院里工作，经常遇到一些尿路感染的人，或者有一些人尿的感觉不舒服，但没有尿急、尿频、尿痛这些症状。在喝水较少或出汗较多的时候，症状比较明显，去医院看医生，医生就给开点消炎药。

主持人：没错。

张晔：早期，我不懂的时候，发现有一个老主任给一个尿路感染的人治疗，除了用了一点消炎药，还用了一点小苏打这一类的东西。他把患者的尿液变成碱性，细菌的繁殖能力就会降低了，对吗？但是，他给患者开了另外的一种药——呋塞米，利尿的。后来，我的好朋友出现了尿路感染的症状，我就让她煮了好多红小豆汤。我让她用最短的时间把红小豆汤喝完。结果，她从上午 11 点多喝到下午 4 点多，还不饿了，因为它里头有豆沙。

主持人：那里头有一些淀粉的东西煮在这里头了。

张晔：她喝完了以后一个劲儿尿尿，什么药都不用吃，尿路感染的症状第二天就消失了。

主持人：有一些人，特别是老年朋友应该喝一点红小豆汤。

张晔：白开水的作用不明显，红小豆有这种推动的作用。

主持人：对。

张晔：我在不懂得这些知识的时候，肾脏科的主任提醒我给病人用呋塞米，起到利尿的作用。那么，我们是不是能用一些食物起到利尿的作用，就不用吃药了呢？我们喝红豆汤就可以起到这种自洁、冲洗的作用了，所以在月经期就可以煮红小豆汤喝，这应该是咱们女性朋友必备的“保健品”。

名医会诊

张晔 | 中国人民解放军总医院第二附属医院营养科主任医师

双管齐下的好食物，女性必备保健品

年轻女孩、产后的女性朋友特别需要补血，可以食用大枣和红色的东西。北方人用红小豆可能不是特别多，中医讲红者入血，红小豆对女人补血非常有好处。

100 克红小豆里大约含 7.4 毫克的铁，含铁量算比较丰富了。一般情况下，缺铁性贫血的患者比较多，需要补“铁”。在一般的豆类里，红小豆中的“铁”含量是最高的。产妇可以食用红小豆，煮之前可以把黑豆、黄豆放进去，对身体有很好的补益作用。另外，我们平时要补血，还可以加点红枣和枸杞。

红豆有消胀满、通补齐的功效，对于气血阻滞引起的乳房胀痛，还有乳汁不下的产妇，每天早晚各用红小豆 120 克煮粥，连服三五天就可以见成效。红小豆跟谷物的结合很重要，从营养素上讲是蛋白质的互补。赖氨酸是一种人体必需的氨基酸，谷物里面的赖氨酸含量特别低，而豆类里头含的赖氨酸很丰富，把谷类和豆类放在一起吃，蛋白质的生物价值就提高了。

红小豆的补血功效是最强的，所以人们习惯把红小豆和其他豆类或谷物放在一起煮，这应该是女性朋友必备的保健品。现在很多人都花高价钱去买保健品，有些东西不一定适合自己，扔了又舍不得，吃了又不舒服。实际上，我们可以根据季节，结合我们的身体情况自制一些家庭常备的保健品，红小豆就是一种选择。

红小豆和鲤鱼搭配消水肿

《食疗本草》记载，用红小豆和鲤鱼煮烂食之，对各种水肿均有一定的疗效。做法：取红小豆 500 克，先行放水煮熟待用。取鲤鱼头尾，先用油煎一下，与红小豆同放锅中，加 2000~3000 毫升水清炖，至红小豆熟透为止，将红小豆、鱼和汤分数次服下。

为什么选择鱼头鱼尾？节约。有的年轻人不爱吃鱼，一条鲤鱼很可能吃不完。我们把鱼头鱼尾用油煎一下的目的就是让它煮出来的汤不那么腥。如果不放红小豆的话，这个汤煮出来就像奶一样的白。红小豆放进去，汤有颜色了，也不那么腥了。鱼头鱼尾有它的营养价值，起到中医性味的作用是没问题的。我们可以把鱼中间的部分清蒸，等于一条鱼两种做法，而且作用不同。

举一个病例：有一个老同志脚肿，肿得令人害怕。住院后，应该做的检查全都做了，结果没发现什么问题。怎么办？脚肿了，身体就不正常。最后，别人告诉他一个办法，用鲤鱼和红小豆煮汤，把汤也喝了，肉也吃了。结果，他没用上半个月，脚就不肿了，从那以后再也没有犯过病，现在老人已经 80 多岁了。

为什么要拿红小豆跟鲤鱼煮呢？红小豆有利湿作用。鲤鱼有什么作用？鲤鱼有健脾的作用。鲤鱼的健脾作用在其他鱼中是最好的，产妇要下奶的时候一般都选择吃鲫鱼，但是对于胃肠不好的人来说，一定要选择鲤鱼。

从营养学方面讲，鲤鱼为我们提供了优质蛋白质。红豆里头也有一定的蛋白质和糖分，利湿消肿的同时，补充了营养。所以，如果有些人的肢体出现了不明原因的肿胀，肾脏功能没有太大问题，就可以吃一点鲤鱼煮红小豆，效果很好。

健康自修课

红小豆不单是“内服药”，还可外用

红小豆磨成粉用温水或黄酒调一下，可以治疗腮腺炎，有一定的消肿作用。现在我们做饭很少用到红小豆，一些人可能已经想不起它了。其实，我们用红小豆蒸个豆包，煮个粥都很好。红小豆单独吃，比如红豆粥的功效要比豆沙包更好。

李时珍的《本草纲目》载：红小豆“消热毒，散恶血，除烦满，通气，健脾胃，令人美食。捣沫同鸡子白，涂一切热毒痈肿。煮汁，洗小儿黄烂疮，不过三度”。

由此可见，红小豆不仅内服可以调养身体，外用也有药用价值。

陈自明《妇人良方》云：予妇食素，产后七日，乳脉不行，服药无效。偶得赤小豆一升，煮粥食之，当夜遂行。因阅本草载此，谩记之。《朱氏集验方》记载宋仁宗在东宫时，患腮，命道士赞宁治之。取小豆七十粒为末，敷之而愈。中贵人任承亮后患恶疮近死，尚书郎傅永授以药立愈。叩其方，赤小豆也。予苦胁疽，既至五脏，医以药治之甚验。承亮曰：得非赤小豆耶？医谢曰：某用此活三十口，愿勿复言。有僧发背如烂瓜，邻家乳婢用此治之如神。此药治一切痈疽疮疥及赤肿，不拘善恶，但水调涂之，无不愈者。但其性黏，干则难揭，入苎根末即不黏，此法尤佳。

红小豆外用能治疗的病症如下。

小儿不语：红小豆末，酒和，敷舌下。（《千金》）

牙齿疼痛：红豆末，擦牙吐涎，及吹鼻中。一方入铜青少许。一方入花碱少许。（《食鉴本草》）

妇人催奶：红小豆，酒研，温服，以滓敷之。

妇人乳肿：红小豆、莽草等分，为末。苦酒和敷，佳。（《梅师》）

痈疽初作：红小豆末，水和涂之，毒即消散，频用有效。（《短剧方》）

石痈诸痈：红小豆五合，纳苦酒中五宿，炒研，以苦酒和涂即消。加栝蒌根等分。（《范汪方》）

痘后痈毒：红小豆末，鸡子白调涂敷之。

腮颊热肿：红小豆末，和蜜涂之，一夜即消。或加芙蓉叶末尤妙。

丹毒如火：红小豆末，和鸡子白，时时涂之不已，逐手即消。（《短剧方》）

风瘙瘾疹：红小豆、荆芥穗等分，为末，鸡子清调涂之。

红小豆在我国已经有几千年的历史了，李时珍在他的巨著《本草纲目》中列举了大量红小豆“药方”，上文着重介绍了它的外用价值。红小豆清心火，补心血，长期服用红小豆有助女人行气补血。它富含铁元素，有补血的作用，是女性的滋补佳品，女性生活的“好朋友”。

我们讲养生就要谈谈餐桌上的健康，用红小豆食疗养生一定要强调做法。有些东西放在一起吃的效果要比单独吃的效果要好，比如说大米饭里放红小豆，能起到蛋白质的互补作用，既可以补血，又可以补充蛋白质。

其实，要想做出营养更丰富的食物，就要学会搭配，希望大家能够通过红小豆的搭配与应用来促进一家人的健康。

女人吃猪蹄益处多，怎么吃，怎么做？

说起猪蹄的好处，女性朋友最先想到的应该都是猪蹄中含有大量的胶原蛋白，能够美容养颜。其实，猪蹄不仅可以美容，还有其他功效。中医认为，猪蹄性平，味甘、咸，入脾、胃、肾经，能滋阴解渴、通乳、益气补血、壮筋骨等。

健康候诊室

主持人：食物营养是我们身体健康的重要基础，很多食物都有其独特的营养价值，对于女性朋友来说，护肤美容是她们非常关注的事情，很多人说吃猪蹄可以补充胶原蛋白，有美容美白的功效，真的是这样吗？

张晔：猪蹄不仅可以美容，还有好多功效，如猪蹄汤能解渴。

主持人：猪蹄汤解渴？

张晔：是的。清朝温病学家王孟英发现，铁匠面对火炉挥汗如雨，喝一般的水都不解渴，他们解渴的方式是用猪皮熬水，然后撇去上面的油和沫子。中医认为猪为水畜，喝猪皮汤不伤津液，筋皮可以滋阴，可以解渴。

主持人：一般在夏天的时候，天气炎热干燥，我们更容易口渴。

张晔：可是，夏天往往不愿意吃猪蹄，太油腻了。

主持人：对呀！

张晔：我来给大家解释猪蹄应该怎么做，怎么吃。

名医会诊

张晔 | 中国人民解放军总医院第二附属医院营养科主任医师

夏至是我们阳盛的时候，从中医的角度讲，阴阳要平衡。在阳特别盛的时候，我们不会吃羊肉、狗肉，它们都是特别“热”的东西。我们可以吃一点滋阴的食物。滋阴的食物有很多，我们在这里探讨猪蹄的益处，因为猪蹄除了有滋阴的作用以外，还有很多功效特别适合我们女性和老年朋友。

吃猪蹄有助于减肥、美容

每个人都需要养生，而且我们在餐桌上就能养生，不一定要花钱买保健品。选择适当的食物，注意加工方法，也可以达到养生的目的。

年轻人可能不爱吃猪蹄，尤其对于想要减肥的女性朋友来说，猪蹄看起来太油腻了。其实，猪蹄有减肥的作用。有些人看起来胖，实际只是水肿，就是身体里的水含量太大了。猪蹄可以起到利尿的作用，把水排出去一些，就不会那么虚胖了，由此起到了减肥的作用。

中年女人皱纹刚要出来，想把皮肤保养好，变漂亮一点，同样可以吃猪蹄。把猪蹄煮到八成熟，再拿出来。这时，汤都是白的了，把泡好的黄豆和胡萝卜放进去煮，煮得烂烂的时候，撤火冷却，做成冻。夏天吃这种冻很好，既补充了脂溶性维生素，又补充了大豆异黄酮。

猪蹄的美容作用，从营养素上讲，它有一个叫脯氨酸的营养成分，是氨基酸的一种。这种东西是合成胶原物质的一个必不可少的成分，有美容、紧肤、减肥的作用。猪蹄煮了八成熟拿出来了，怎么吃呢？我们加点酱油，加点糖，给它调一点颜色，做成酱猪蹄啃着吃。汤既可以解渴，又可以美容，还可以补充维生素和大豆异黄酮，酱猪蹄也可以啃着吃，这是猪蹄的两种吃法。

坐月子，吃猪蹄可以下奶

在妇产医院里面，医院会给产妇提供所谓的饮食，也会煮猪蹄汤，比较清淡。产妇生完孩子喝医院提供的汤，奶特别多，回家后，家里煮的猪蹄汤绝对是特浓的，结果奶越来越少，为什么？因为医院在煮猪蹄汤的时候，会放上一点儿黄芪。中医上，黄芪是干什么的？补气的。

还有一种中药叫路路通，这种东西放汤里煮，有通络的作用。因此，奶就下来了，其实很简单。我们生活中，就是用这些简单的食材调养身体，也花不了多少钱。

黄芪是补气的，乃补药之上品，为什么要跟猪蹄配在一块？因为猪蹄含有的胶质可以催乳，你只喝黄芪不会下奶，就像雪球静止的时候推动起来很困难，但是你一旦把这个球推起来了以后，只需要很小的力气，就可以把它滚动起来了。

我们人体里的血液也是一样的，当血液流动比较慢的时候，乳汁生成就慢了。当你推动起来，血液循环起来了，乳汁生成就顺畅了。

猪蹄煮红小豆，补血利尿

在此，特别提醒年轻的女孩，特别是长期坐办公室的白领，往往在来月经的时候，身体流血，天又热，就不愿意动，这样女孩子容易出现尿路感染。如果我们把猪蹄和红小豆煮在一起，既可以美容，又可以解渴。同时，红小豆有利湿利尿的作用，这样的话，尿液就会增多，起到一个冲洗的作用，就不容易出现尿路感染。红小豆还有一定的补血作用，对处于经期的女性朋友有好处。

做法：将红小豆洗净，浸泡备用。将猪蹄洗净剁成小块，放沸水锅里煮约 10 分钟，目的是去掉血腥血沫。将猪蹄放入热水中煮 10 分钟左右，同时向锅中加入 20 毫升料酒，目的是去腥去油。反复一两次后，与红小豆一起入高压锅，放葱段，姜片，加水煲 40 分钟，出锅后调味，即可食用。

健康自修课

猪蹄应该怎么吃

猪蹄适合各个年龄段的女性朋友食用，但要搭配不同的加工方法，配上一些特殊的调料。老年人要想吃猪蹄，可以跟黑豆搭配在一起。

黑豆有很多种，一定要圆的，不要那种椭圆形的。因为豆类里头有大豆和杂豆，这种圆圆的像黄豆一样的黑豆属于大豆类。

中医讲，黑者入肾，黑豆有补阴的作用，所以把黑豆和猪蹄炖在一起，对老年朋友非常好。另外，猪蹄从营养学上看，它含有相当一部分的胶质，就是咱们平时说的胶原蛋白。它对老年朋友的皮肤皲裂、脚后跟开裂有修复作用，加上黑豆就会事半功倍。

我们不能一次吃太多猪蹄，要经常吃才好。每天坚持吃适量猪蹄，有助于防止皮肤干裂，保护皮肤。

猪蹄应该怎么做

有一些人喜欢买煮好的猪蹄，这样不好，因为这种猪蹄煮完了以后，有相当一部分的胶质都已经留在汤里了。而且，我们在煮猪蹄的时候都知道，煮好的汤像冻一样好吃。所以，你买煮好的猪蹄等于把一半的营养成分留给别人了。

在煮猪蹄的时候，最好把猪蹄切开，切成块，然后放在水里煮。咱们一般讲“紧一紧”水，实际上就是煮一遍换一次水，换上三四次水。我们换水的时候一定注意，不能换凉水，如果是凉水的话就“紧”不出来了。我们换的水不一定是沸水，但起码在 80 摄氏度以上才能把猪蹄放进去。

我们煮猪蹄，每次煮开锅，隔三五分钟换一次水。这样煮完以后，脂肪减少了很多。这样的话，老年人不用担心吃了它血脂会高。每 100 克猪蹄约含 20 克的脂肪，在做的时候一次又一次地过水，有一些油就去掉了。

我们把三进水的猪蹄放到锅里煮，煮到要脱骨的状态为佳。在这种状态下，脂肪对我们身体的影响就大大降低了。

巧食红枣，生血养颜，抗癌防衰

红枣起源于中国，已有4000多年的种植历史，自古以来就被列为“五果”之一。在古医书《本草纲目》《神农本草经》《长沙药解》中，红枣是一味常见的药食同源方药，它的补血功效被传为佳话。中医认为枣是清润补品，性味平和，可使全身气血调和，民间素有“一天十个枣，一辈子不显老”“五谷加红枣，胜过灵芝草”等谚语。这说明了一个道理，就是枣对我们的健康有好处。

健康候诊室

主持人： 癌症是我们最近一段时间谈论的一个焦点，怎样才能防癌，怎样才能延长我们的生命，健康活到100岁。最近，我看到了一个国外的研究说，每一个人的体内可能都有癌细胞潜伏，但是你能不能与它和谐共处，健康地活到100岁取决于你有没有诱发它。所以，每一个人都需要有这种防癌的意识，让癌症在你的体内平安无事地沉睡着。今天，我们要跟大家说这样一种食物，它对我们的健康有很大的帮助，这种食物和防癌有关吗？

张晔： 对，实际上癌细胞在我们每个人的身体里都有。癌症是什么？如果我们给它一个定义的话，应该说是正常细胞的恶性增生。我们的细胞每天都在代谢，一旦代谢不好了，身体因为某种原因出现问题了，就可能引发癌症。

主持人：癌症就是正常细胞的恶性增生。

张晔：对，实际上，我们在医院里面见到的癌症病例已经多到不胜枚举了，但是在了解这些癌症病人的饮食生活的时候，发现这些病人的患癌因素与饮食的关系非常大。

主持人：癌症与人的生活习惯好坏紧密相关。

张晔：对，我国有数据统计，生活习惯因素引发的癌症占到了 60%。有一些夫妻得了同一种病，可能不在同一个部位，但都是癌症。这与饮食习惯有关系。

主持人：我们说到了怎样去防癌，谈到了癌症和饮食的关系，那么我想如果年轻人哪怕吃泡面的时候加一些有防癌养生功效的食物，比如红枣，会不会有一些好处?

张晔：对，应该有一点好处，红枣有防癌的作用。最主要的防癌作用有两点: 一是它富含维生素 C，维生素 C 含量是水果、蔬菜的几倍甚至几十倍;二是红枣里头含有一种叫环磷腺苷的东西，它最主要的作用就是可以阻止，或者转变这种恶性细胞的增生。有的人说它可以把癌细胞逐渐地变成正常的细胞，有人说它可以阻止癌细胞的恶性增生，所以说红枣有防癌的作用。还有一点就是，红枣从中医的角度讲，它性温，味甘，有点暖，一般中医讲“补”都是用暖一点的东西。

主持人：温补。

张晔：红枣可以扶正我们的阳气，增强我们的抵抗力。

主持人：扶正气，祛外邪。

张晔：对，红枣对我们调整机体是很有好处的，中医在很多年前就把红枣当成了一个补品。

主持人：红枣在一些药方里也可以看到。

张晔：是的，在一些补药里头，需要扶正气的地方都会加上红枣。

名医会诊

张晔 | 中国人民解放军总医院第二附属医院营养科主任医师

吃枣美容养颜

红枣的维生素 C 含量特别多，有益皮肤，有助于软化血管，对血液循环有好处。中医说，红者入血，就是说红枣可以补血。面色苍白，就算长得再漂亮也不好看。女人应该吃一点枣，可以让面色红润，有一定的美容效果。女人应注重补血，因为有月经周期，有生孩子等过程，红枣对这种身体的耗损有一定的补益作用。

产后和术后，合理食枣益处大

红枣可以补铁，而且对孩子、对乳汁分泌有好处，所以产妇应该吃枣。

一般不是肠道手术的病人可以吃点枣，如果是肠道的手术后不要马上吃枣，虽然补，但是它的糖分太多容易产气，会导致腹胀。

阿胶枣的补劲更强，热度更大。如果你容易上火，或者你现在正在感冒，最好就不要吃了。中医讲，有些人的身体特别虚的时候，可能也不受补，吃完阿胶枣以后就会上火。这样的话，可以先用蒸的枣和一般的枣，然后慢慢再加上一点阿胶，可能就会好一些。我们最常见的情况是，一般的老年人就是煮粥吃。实际上，平时蒸一点枣放着，不煮粥的时候也吃几个，效果更好，而且不会对肠胃造成负担。

枣跟大米、糯米、江米或者豆类一起煮，它的营养成分会不会发生变化？实际上，这样煮起来应该有事半功倍的效果。我们有一个肿瘤的病人，一般凡是肿瘤，要么手术，要么放疗，要么化疗，但这三种治疗方案都会对他的胃肠道造成特别大的刺激。他几乎是什么都不能吃，但这种情况还必须要增加营养，如果不增加营养，他的化疗就不能坚持下去。如果他不能坚持下去，就意味着癌细胞的扩散。那怎么办？我当时让他吃谷类，就是杂粮。各样粮食占了四份，各样豆子合在一起占了两份，这是 2 ∶ 1 的比例。然后，各种各样的坚果和干果合在一起占一份，其中枣占一半，其他的坚果或干果占另一半，这样煮出来的粥，特别稠，就让他这么吃。一个化疗的疗程坚持下来了，他的病情也得到了有效的控制。

食枣的注意事项

鲜枣和干枣的成分不一样，主要在于维生素 C 的含量不一样。鲜枣的维生素 C 含量特别多，经过晾晒，水分流失，它的维生素 C 含量会有所降低，这是一个很重要的因素。但是，它含铁的成分不会减少，中医讲的补血功效不会有什么改变。

枣不能吃多，吃多会上火，一般来讲，一天食枣不能超过十颗。而且，干枣尽量不要生吃。你买回来的那种真空包装也好，或者在超市里买来的散装干枣，尽量不要生吃。理由是什么呢？生吃干枣，枣皮特别不好消化，特别对于年龄大一点的人来说，如果枣皮黏在你的胃壁或者肠壁上，就会出现疼痛、不舒服的感觉，甚至出现痉挛性的疼痛。这种现象不是枣本身的问题，而是我们吃的方法不对。枣的纤维不好消化，你把它蒸了以后就没问题了，营养成分也不会流失。这样的话，你每天吃上一两颗红枣，健康有营养。这种蒸出来的枣，老年人可以吃，年轻人应该吃，小孩加辅食时也可以吃。

一般情况下，小孩到了6个月以后容易出现贫血。我们可以把干枣蒸了，蒸完以后把皮剥掉。用小勺把枣泥一点一点地喂给孩子吃，有助于改善贫血的症状。枣的含铁量比较高，一般情况下，营养性的贫血都是缺铁性贫血，以枣补铁补血可以说是非常简单又经济实惠的，而且不会增加胃肠负担。

健康自修课

枣的食法

对于很多女性来说，红枣除了用于熬粥，还有没有一些更加简便的食法介绍给大家？红枣可以蒸，可以生吃，还有一种特殊的食法。闲暇的时候，我们把枣核弄出来，然后把红枣烤干。烤干以后，我们可以把它捣碎，然后存放起来。

之后，你可以冲着吃，放在粥里吃。干枣不容易坏，可以慢慢吃。这种做法适合术后或处于恢复期的老年人，或者没有牙，或者岁数大的老年人，我们把它作为一种佐料，像糖一样放在粥里。

枣有利于消化，当然也有很多的食用禁忌，比如每天食用的量不能超过十颗，对于一些湿热比较重的人，心火重的人，也不太适合多吃。

我们知道，感冒的人吃点维生素C可以增强抵抗力，枣有补维生素C的作用，能不能吃？不能吃！体质比较寒一点的人，月经期可以吃红枣补补，但是如果你长了疖子或发烧、感冒了就不能吃。如果你有高血压，就要少吃一点。胃肠功能不好的人，不能吃枣皮，因为枣的膳食纤维大部分存在于枣皮中，胃肠功能不好的人食用后不容易消化。如果你有胃胀、腹胀的症状，就先别吃，因为它含糖量比较高。在此，我们给大家强调了枣的食用价值，然后告诉大家枣的食法，蒸着吃可能比干吃效果更好。所谓“日食三颗枣，青春永不老”，长期食枣有益健康，就看大家能不能坚持下来了。

《芈月传》里的养生养胃方

中医认为：人体的卫气白天在六条阳经中运行，夜晚在六条阴经中运行，正常情况下它通过脚底的涌泉穴，从阳明胃经进入少阴肾经，从而保证人体正常的睡眠。当脾胃虚弱、胃肠功能不足时，卫气就无法正常由阳入阴，睡眠也就会受到影响，“胃不和则卧不安”就是这个道理。您的失眠是否跟脾胃有关呢？电视剧《芈月传》提到的诸多养生养胃的草药方子，是否确有奇效？哪些可以沿用至今？

健康候诊室

李然：我最近身体有点小恙，胃口不太好。

刘婧：你有没有看《芈月传》，那里面好多小方法呢。

李然：你说的《芈月传》不是一个电视剧吗？

刘婧：对啊。

李然：它里面介绍的那些个药材、养生方法到底靠谱不靠谱啊？

刘婧：靠谱不靠谱，我们大家也很想知道。

李然：是。

刘婧：《芈月传》中讲到了一些养生方法，如看木樨花可以让我们心旷神怡，水蛭破血清瘀、淡竹叶可以滑胎、麻黄治寒症、野菊治眼疾、紫苏开胃、丁香护发，还有菖蒲可以安神……这些说法到底靠谱不靠谱，即使靠谱，我们在日常生活中应该怎么用，这就是我们今天探讨的话题。

陈明：《芈月传》的故事背景是春秋战国时期，当时的中医体系不像我们现在这么发达、完善。当时的药味比较少，每味药的功能没有现在的多，虽然绝大部分的药都比较靠谱，但是极个别的，比如说淡竹叶可以滑胎的说法就不准确。现在我们都知道，熊猫比较爱吃竹叶。淡竹叶有利小便的功效，孕妇吃的时候要注意，但是它不会导致滑胎。如果你要用淡竹叶打胎的话，那可能是不行的。

刘婧：既然这样，那李然的胃口现在特别的不好，还可以用《芈月传》中的方子进行调理吗？

陈明：行，我就拿一个养胃的方子，大家一起看一下。

名医会诊

陈明 | 北京中医药大学教授

胃不和则卧不安

有些失眠是因为吃多了造成的，比如我们晚饭吃多了，夜里可能就不容易睡着了。这种失眠是胃气不和型的失眠，现在这种失眠情况非常多。

现在好多失眠就是由于胃消化能力减弱导致的。我给大家讲一下这个道理，人有生物钟，白天精力充沛，晚上就要睡觉休息，中医也有类似“生物钟”的东西，叫卫气。

卫气很有特色，它在我们体内运行，白天走阳经，晚上走阴经。我们人体有十二条经脉，一半阴经一半阳经。白天卫气就在我们的阳经里边转，所以我们工作、学习就有精神。晚上，卫气由阳经到阴经去，阳明胃经是必经通道，如果我们晚上吃多了，胃消化不良，等于把通道的门关上了，卫气就进不去了。

卫气一直在阳经里边转，人就睡不着觉。我们在临床看到的睡不好觉的人，几乎有一半都是因为胃消化不良阳明经被堵了，卫气无法回到阴经里面。中医治疗这种失眠，不会像西医那样给患者开镇静药。中医治本，卫气回不去就是胃堵了，需要化湿和胃，这样的话睡眠就好了。这种失眠的特点就是消化不良，吃完饭以后，如果不遛弯，食物就胀在胃里不往下走。另外，有些人早上起来就恶心想吐，甚至经常打嗝。严重者会出现胃部疼痛，在临床检查中发现器质性的病变，如胃炎等。还有一种情况就是，我们解大便的时候不是很通畅，大便黏马桶。为什么会这样？肠胃的动力差。《黄帝内经》说："胃不和则卧不安。"肠胃动力差引发的睡眠问题，如果不治胃，只用镇静的药物，就不会从根本上解决问题。

化湿和胃、解郁安神的方子

入睡困难、胃脘胀满、食入即堵、嗳气频频、欲呃不出、恶心欲呕，这些都是与脾胃有关的症状表现，特别适合用九节菖蒲调理。九节菖蒲化湿开胃、醒神益智，合欢花安五脏、悦颜色，菊花散风清热、平肝明目，它们都有安神促睡眠之功效。

其实在菖蒲、合欢花、菊花这三味药里面，和胃的只有菖蒲，另外两味药物是有助睡眠的。合欢花解郁安神，有疏肝理气的作用。

胃不和则卧不安，用菖蒲治疗睡眠障碍问题，可以和其他药配合在一起。药王孙思邈的《千金要方》里面介绍了“孔圣枕中丹”：菖蒲 10 克，远志 10 克，龙齿 30 克，龟板 18 克。这个方子在家煎服，一天一剂，分两次温服。如果你有失眠的症状，又胃口不好的话，就可以喝这个药。一般情况下，患者持续喝一周以后，睡意就会很浓。这是很安全的剂量，如果你的失眠症状比较严重，胃很不舒服，或者睡眠质量特差的话，就得去看医生了。

安睡香枕与提神香囊

九节菖蒲和合欢花配在一起可以调理因胃气不和导致的一些问题，具体方法是按照一比一的配比制成香囊放在枕下或直接装枕头。菖蒲是双向调节，可以安神，还可以醒神——睡不好的，菖蒲可以安神；嗜睡者，菖蒲可以提神。

《黄帝内经》讲“胃不和则卧不安”，“卧不安”不仅指睡不好，也包括嗜睡。睡多了是什么原因呢？胃里边消化不动，湿气不往下走，便往上蒙蔽清窍，清窍堵塞以后人总瞌睡，提不起精神来，走哪儿睡哪儿。像这种情况，就是湿蒙清窍，清阳不升，那么最好的药是什么呢？菖蒲。它可以治疗睡不着，还可以治疗睡得多。一个药怎么有两个相反的作用？睡不着也好，睡得多也好，病根是一样的，都是胃里面有湿。菖蒲有和胃化湿的作用，所以它可以双向调节睡眠问题。

痰湿型的人，除了胃不舒服，还有什么特点呢？痰多，而且白痰居多，身体发沉，走不动路。如果你有这些症状，不管你是睡不好觉，还是睡得多，都可以用菖蒲香囊来辅助治疗。

清胃火的方子

冬天，人们最容易上火。因为冬天冷，所以人们爱吃高热量的食物。但是，天冷人不容易出汗，有一些过剩的热量在身体里面出不来，造成胃火郁积。胃火的症状表现就是牙疼、牙龈出血。牙和胃通着，如果你胃火大，火就沿着经络就往上攻，攻到牙上就会牙疼，有时还伴有鼻子痒、眼睛痒、耳朵痒等症状。

这里给大家介绍一个清胃火的方子，叫玉女煎。石膏 15 克、知母 10 克、麦冬 15 克、生地黄 10 克、牛膝 6 克，用水煎服。石膏、知母、麦冬、地黄、牛膝这五味药物打头的就是石膏，石膏是清胃火的，再加上知母，清胃火的作用就更大了。麦冬不仅可以清胃火，而且养胃阴。生地黄也是清胃火养胃阴的，牛膝则是把火压下去、降下来。

健康自修课

暖胃安神：山药小米粥

《芈月传》中提到的暖胃安神的食物有一道山药小米粥。山药对于肺、脾、肾三个脏腑气虚、阴虚或气阴两虚的人群，都有很好的补益作用，同时它不上火，非常适合日常保健。

山药不仅补气还补阴，这样会有一个好处就是，我们吃山药不会上火。好些人“虚不受补”，本身虚，一补就上火，口舌生疮，甚至脸上长痘。山药好在气阴双补、补气滋阴，气虚、阴虚、血虚，都可以用山药来补，而且吃它不会上火。

《芈月传》中，山药和小米的搭配是很合理的。在《黄帝内经》的饮食谱中可以看出，我们的老祖宗从那时候就知道哪一种食物走哪个脏，所以吃饭特别讲究。五脏是肝心脾肺肾，五谷是麦黍稷稻豆，稷就是小米，稷对应脾，所以小米山药粥对于脾虚泄泻的人有很好的调理作用，而且能够暖胃安神，有助于提高睡眠质量。

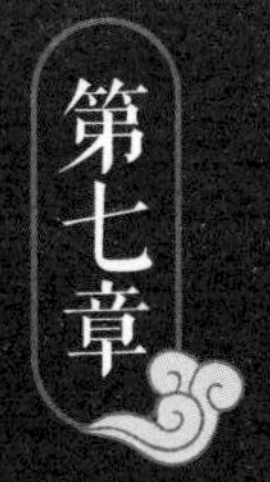

花食花饮，女人养生养颜经

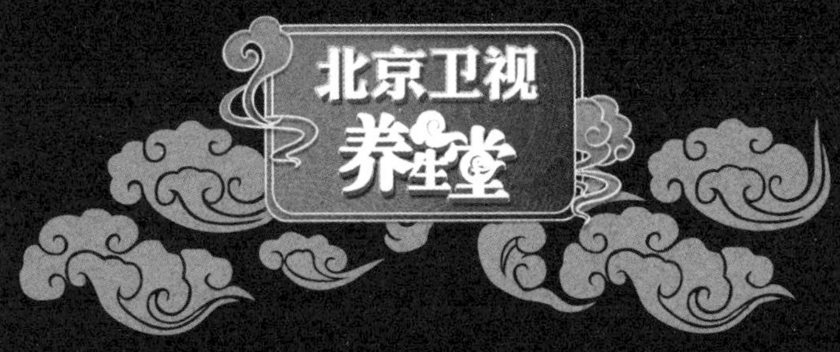

疏肝解郁、润肤养颜的玫瑰圣经

玫瑰花的品种非常多，功用也非常多，食用的、药用的、观赏用的……玫瑰花的观赏性可以愉悦人的身心，更重要的是它的药用价值，可以用来调理身体，治疗疾病。女人爱花、女人像花，花不是年轻女性的专属，老少咸宜。玫瑰花不仅有益于少女，而且对女人的一生都有很大的益处。那么，玫瑰花对我们的身体有哪些好处呢？我们该如何利用它，把玫瑰花的功用发挥到极致呢？

健康候诊室

主持人：今天我们要说一种花，可能大家都非常熟悉它，那就是玫瑰花。对于玫瑰花的功用，我列了五个问题。这五个问题表明我们对于玫瑰花的一些了解，然后由吴大真老师来告诉我们哪些是对的，哪些是错的。第一，人们说长期饮用玫瑰花泡的水可以改善面部和身体肤色，可以去痘、去斑，有这个功效吗？

吴大真：有。

主持人：第二，饮花美容法就是把玫瑰花、菊花、红花等花的花瓣用水一起煎服，可以美容养颜。

吴大真：对了一半，红花之类的药材一定要在医生的指导之下使用。

主持人：因为红花是活血化瘀的？

吴大真：对。

主持人：第三，玫瑰花可以调节女性生理周期不佳、通经，对吗？

吴大真：对。

主持人：第四，玫瑰花可以和茶叶一块冲泡？

吴大真：不可以。

主持人：我知道这是您一贯的观点。

吴大真：对，尤其是玫瑰花，不可以和其他茶叶一块冲泡。

主持人：第五，玫瑰花可以抒发体内的郁气，起到镇静安抚、抗抑郁的功效？

吴大真：对。

主持人：我们用了一个特别简短的对话就把玫瑰花的精华提炼出来了，下面就一一讲来。

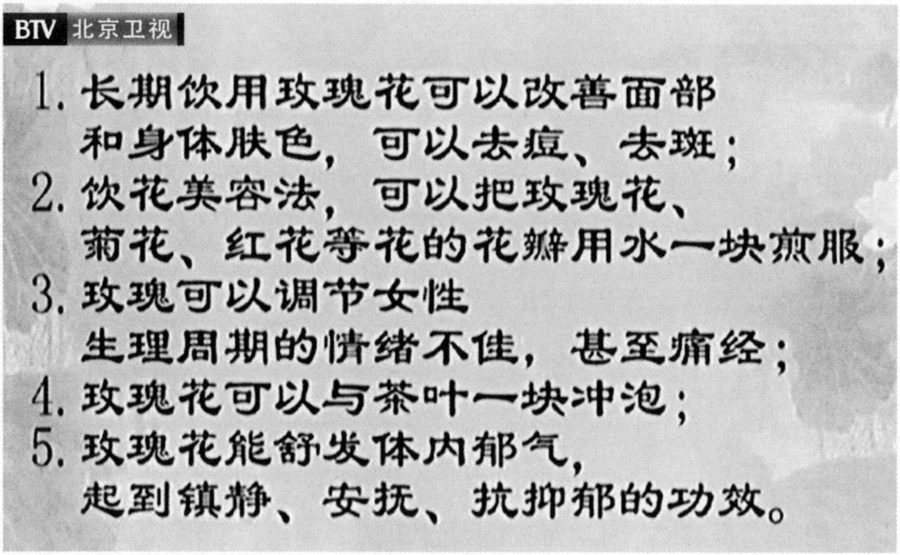

BTV 北京卫视

1. 长期饮用玫瑰花可以改善面部和身体肤色，可以去痘、去斑；
2. 饮花美容法，可以把玫瑰花、菊花、红花等花的花瓣用水一块煎服；
3. 玫瑰可以调节女性生理周期的情绪不佳，甚至痛经；
4. 玫瑰花可以与茶叶一块冲泡；
5. 玫瑰花能舒发体内郁气，起到镇静、安抚、抗抑郁的功效。

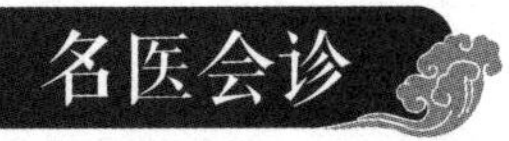

吴大真 | 中国保健协会副理事长

玫瑰花滋养肌肤，永葆青春

杨贵妃美丽、雍容华贵，她的娇媚跟玫瑰花一样。她是如何做到这一点的呢？除了天生丽质之外，她的美丽还要归功于华清池。杨贵妃很喜欢玫瑰花，从房间的地上到浴池里面，处处都铺满了玫瑰花瓣。这有什么作用呢？玫瑰花可以活跃肌肤的新陈代谢，让我们的毛细血管更加开放、气血畅通。杨贵妃始终保持着十五六岁的样子，即使后来颠沛流离，条件变差了，她的肤色、她的美丽也没有消减，这与她日积月累、持之以恒地用玫瑰花水洗浴密切相关。

玫瑰花疏肝理气，调和气血

玫瑰花是疏肝解郁的，原理是什么？它性甘味苦，入肝脾二经。肝藏血，女人以血、以肝为先天，男人以肾为先天。男子以精为主、女子以血为主。女人的“经带胎产”，一直到最后的衰老都和血有关系。脾是什么呢？中医讲的脾胃是后天之本，我们所有的营养水谷都是通过我们的后天之本——脾胃消化、运输、吸收、排泄。女人与气血的关系非常密切，女人爱操心，往往容易肝气郁结。玫瑰花芳香宜人、润肤养颜、理气和血、疏肝解郁，特别适合女人用来调养身体。

玫瑰花祛痘养颜，改善肌肤

中医有一句话：“血得寒则凝，得热则行。”在一般情况下，除非你是内热体质，我们偏重于用一些温热性的东西，就为了让人的气血畅通。

如果我们想在比较短的时间里，如一两个月，稍微改善一下我们的皮肤，玫瑰花能不能帮助我们达成这个目的？

在这里讲一个真实的案例，有一个 20 多岁的小女孩，脸上经常起痘痘，而且看起来非常明显。领导给她安排工作任务，要求一个星期完成。她总想当先进，恨不得 24 小时就做完了。任务多、工作繁忙、出差次数多了、休息不好了，脸上的痘痘就都冒出来了。后来，她选定了一个日子要去拍结婚照了，脸上痘痘怎么办？

生活规律、心情舒畅、管住嘴、少吃辣的东西和发物，除了常规的治疗之外，她开始喝玫瑰花水，玫瑰花要选用花蕾。每天起床后，她取 10 克左右的玫瑰花，用开水泡一下就喝了。如果时间来得及，可以把玫瑰花放水里烧一次滚开。她连喝不到 1 个月，心情舒畅，痘痘没了，高高兴兴地拍了婚纱照。

玫瑰花可治病，也可养心

有一对 20 多岁的小两口想要孩子，3 年间，他们没有采取任何避孕措施也没有怀孕。我们一般来讲，如果性生活正常，连续 3 年没有怀孕，就叫作不孕不育。他们检查身体又没有什么大毛病，就是很紧张、很焦虑。

我建议他们，一手拿玫瑰，一手拿莲蓬。玫瑰主要是入肝的，调肝血。莲子是入脾的，肝脾之间必须要和谐。莲子里头肯定有绿色的莲子心，莲子心清心热，这时两口子尤其女性特别心焦，心急火燎地想着要怀孕，自责、内疚！

我让男孩子把莲子剥出来给女孩子吃，一颗颗喂着吃，他们俩就照着做了。第二天一大清早，我刚醒，还没起床，电话响了，接电话一听是她的声音。她说她从来没这么高兴过，昨天躺下就睡着了，一点梦都没有，没有起夜整整睡了 8 个小时。我问为什么。她说他们就照着我说的去做，一手拿着玫瑰一手拿着绿色的莲蓬，男孩把莲子剥出来一颗颗喂到女孩嘴里面，他们从来都没有这么愉快。我说对了，你就永远保持着这个心态，恩恩爱爱。果然，她不久就怀孕了，这是巧合吗？病是长在人身上的，调整人的状态就能在一定程度上抵御疾病，甚至治愈某些疾病。对于花来讲，它的作用就是调整人的状态。

健康自修课

玫瑰花水可以缓解抑郁、焦虑

我们可以把玫瑰花水进行不同的配伍，就是把别的花放在一起，效果会更加明显，更有针对性。

月经期间心情不好，我们把它叫作经前期综合征，月经前一天你就控制不住情绪，脾气暴躁、焦虑。发完脾气之后，你又马上后悔。从中医的角度来看，这就是你的气血要开始流动，而没有流动的时候，会出现这样的情况，我们何不助它一臂之力呢？在一般的情况下，如果月经不太准，可以配上月季花。如果你的月经量不多容易痛经，排除先天性疾病的情况下可以加一些藏红花，少放一些，一两克就可以了。藏红花最大的特点就是养血、补血、活血而不伤血。

玫瑰花酿酒可以消乳癖

乳癖是什么？乳腺组织的良性增生性疾病。玫瑰花酒可以消乳癖？我们怎么酿这个酒？比较简单的做法就是把玫瑰花瓣洗干净泡在酒里头，取鲜玫瑰花 350 克、白酒 1500 克、冰糖 200 克，泡 1 个月。时间长一些效果更好，如果着急用，那泡五六天就喝也是可以的，只是别喝干了，喝到一半你再把酒添进去。

玫瑰花酒用瓷坛或玻璃瓶储存，不可加热。如果家里有条件的话，就用陶瓷坛子。如果你住平房，就可以挖地一尺，把它放在地底下 1 个月，没有条件就算了。玫瑰花如果是干的话就可以少放一些，一般是新鲜花瓣的 2/3 即可。

宁心安神、润肺止咳……百合益处知多少？

百合花自古以来就是文人墨客和歌者常常吟咏的对象。宋代苏东坡用了最高级的形容词来描述百合花的美丽："山丹得春雨，艳色照庭除。末品何曾数，群芳自不如。"当然，百合并不仅仅用于观赏，也常用于饮食和疾病防治中。宋朝王右丞说："冥收到百合，真使当重肉。"意思是说，从很远的地方得到的百合，像肉一样贵重。在《金匮要略》一书中，张仲景就曾用它来治病，而据《本草纲目拾遗》记载，百合是"消痰火，补虚损"的良药。《日华子本草》则说，百合是"安心，定胆，益气，养五脏，治癫癫啼泣，狂叫，惊悸"的良药。诸如此类的记载非常多。由此可见，百合和它的名字一样，对许多疾病都有很好的治疗功效。

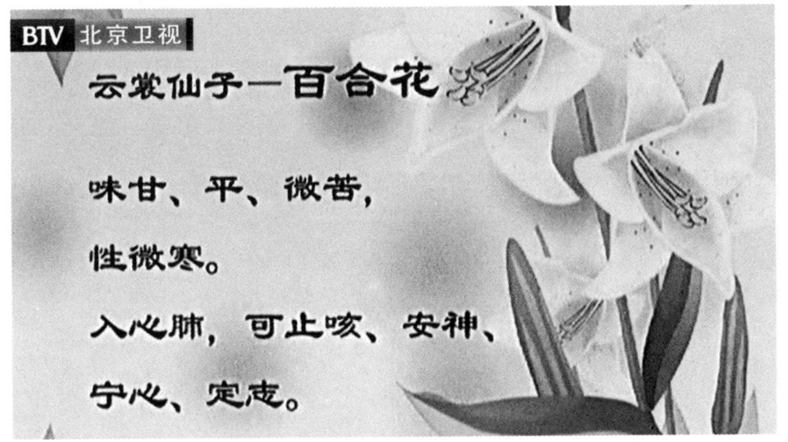

健康候诊室

主持人：女人怎样才能让自己像花儿一样美丽，我们来解答这个问题，今天我们要说的主题是百合花。

吴大真：对。

主持人：百合花可以养颜吗？

吴大真：可以。我国历史上有一个很出名的女皇，大家都知道是谁吧？

主持人：武则天。

吴大真：对，你看她“虽春秋高，擅自涂泽，虽左右不悟其衰”。“左右不悟其衰”，什么意思？虽然她年龄很大了，但擅长养生保健的方法和技巧，连她身边的人都不知道她到底多大了，看不出衰老的痕迹。武则天养生保健的方法很多，其中一种方法大家有的可能听说过，我们叫作天后炼益母草泽方。她每天洗完脸，洗完手，或者洗完澡以后，把益母草炼制了以后，稍微再加点儿上好的滑石粉，涂脸涂手，甚至涂身上。她是年复一年，日复一日地这么做，所以她到五六十岁的时候，还像十七八岁的少女一样。她一直到临终前，器官衰老了，皮肤还非常细腻有光泽。

主持人：我们好像很少吃花，一般都是涂抹，百合花养颜可以通过怎样样的方法？

吴大真：百合花有专门食用的，有专门药用的，也有专门用来观赏的。百合花有一个很大的特点就是香，清香，悠悠的香，就像它的美一样，不张扬。百合花对女人有很多益处，大家可以用百合花来保养身体。

名医会诊

吴大真 | 中国保健协会副理事长

百合花可以安神定志

百合花的寓意是百年好合，象征着吉祥、安静，它归心经，所以用百合花熬水、泡水喝，主要作用是理气养血、安神定志。

百合花安神定志的作用较明显，对于治疗抑郁症、焦虑症有一定的辅助作用。对于一些心事比较重的、有点抑郁倾向的、操心比较多的人来说，百合花水就比较适合他们。

百合花有两大功能，一个是入肺，对于肺系疾病有一定的积极作用；另外，它纯洁、美丽，散发着幽香，可以入心，可以清心。有时，我们甚至不吃、不用，在家放上百合花，也能滋养人的心灵。

实在没时间，你去买一个百合花的画挂在墙上，每天晚上 10 点，最晚不要超过 11 点，就要躺下。有的人闭眼很困，躺下了，但睡不着，或者梦多；有的人起夜以后，躺下睡不着了……这时候，你可以看一下墙上这个美丽的花。

你看着花，闭眼睛后想着花，慢慢地想象它的幽香，想着它的纯洁美丽，在这个时候，你就可以放松心情，保持心气平和，白天所有的矛盾都解除了。当然要注意，它跟安眠药不一样，不是说吃了过 15 分钟就一定睡着了，但是它没有任何的毒副作用。我们养花、爱花，它也会养你，这就是心灵上的养护。

百合可以美容养颜

百合从性味来说，甘、微苦，基本上属于平性。它的主要作用就是入肺，中医所说的入肺不仅仅是肺脏，而是肺系统。肺系统里头包括了鼻子，肺开窍于鼻，包括了咽喉、气管、支气管、肺……肺主皮毛，《素问·经脉别论》里面讲到，肺朝百脉，输精于皮毛。

我们的肺跟我们的气血有关？气为血之母，如果你没有气，血是死的，是污浊的，不起作用，所以肺气就起到了主导的作用。《素问》中有一篇叫《阴阳应象大论》讲到，天气通于肺，类似于我们讲的呼吸，氧气充足，二氧化碳、浊气就可以排出去了，清气吸进来，浊气排出去。我们中医书里头一定都写着色泽如何。色泽是什么？一个人天生长得白，长得黄，长得黑，这是先天的，和你的色素细胞有关系。泽代表了什么？无论你是长得白、长得黄，还是长得黑，都要有光泽。光泽是什么？光泽代表你的肺气足，因为肺主皮毛。肺气如果好的话，那么面色就是光亮的。

百合花对我们的肺系功能是非常有好处的，比如一些女人脸色暗沉，可能与她的肺系统问题有关，可以用百合花水来补养。

百合花放水里煮，煮的时间长一些，普通人每天用 10 克百合花放水里煮，喝到下午晚上，基本上没有味道就可以了，第二天再换新的。如果你用来外用，每天用 30 克百合花煮水，洗那些暴露的部位，如脸、脖子、手，腕部等。最好是早晨用来洗脸，有的人习惯早晨洗澡，可以在洗完澡后用百合花水轻轻地拍面部、颈部、手部和腕部。

百合可以治疗眼疾

历代的文人墨客在诗词歌赋里面都提到过百合。有人侧重于形容它的美，有人讲它的食用药用的价值，如王维曾作诗赞道：冥搜到百合，真使当重肉。果堪止泪无，欲纵望江目。这首诗里面讲的百合可以治疗眼疾——迎风流泪。中医讲，肝开窍于目，五脏六腑之经气皆上注于目，为什么我们年纪大了，身体不好了，眼睛会出问题？这和我们全身的状态有关系，目得血而能视，肝藏血，心主血，脾统血。气血旺盛了，你的五官就会好。王维就是用了百合之后，迎风流泪的病好了。如果偏于肝肾虚，就可以用百合加点枸杞子；如果血压、血脂、血液黏稠度都不太好的话，大便还偏干，就可以用百合加决明子。

百合可以润肺止咳

中医讲，七情六欲，喜怒忧思悲恐惊，悲和忧属于肺，由肺所主。因为肺系统不好，所以容易忧和悲。由于悲伤、忧郁，人的肺气更不好，这就形成了一个恶性循环。如果我们肺气功能好了，人就会相对开朗起来。

大家都知道林黛玉，体弱多病，寄人篱下，一个人到了贾府，心眼小爱哭，这样就造成了她经常生病。《红楼梦》里有这样一段描写，林黛玉请王大夫给她看病，王大夫说她的主要任务是疏肝理脾，涵养心脾，不可骤补。

王大夫给林黛玉开了方子，先用黑逍遥散调其肝脾，然后长期服用归肺固金汤。归肺固金汤的“金”字，五行当中，指的是肺。肝不好要注意，肝属木，木反克金，所以肺气不好，肺气虚弱，类似于我们过去讲的肺痨，即现在讲的肺结核。

咳嗽的时间长，往往是干咳，一般没有痰，即使有痰，痰也很少，往往是黄色的痰，而不是白色的痰。这个痰一般比较黏稠，还有一些气短的症状。在规范的抗结核药的治疗之下，我们可以用中药——百合固金汤。

百合固金汤是药，老百姓没法给自己开药方，那么对于咳嗽，有没有一些养生的方法在家可以用？百梨银耳汤推荐给大家，百合一个，半个梨，银耳、甜杏仁、冰糖适量，熬汤喝，用于干咳，咽喉干燥、疼痛，包括皮肤干燥都可以。根据每个人的状态，可以加减用量。

健康自修课

哪种百合花可以吃？怎么吃？

能吃的百合大部分都不漂亮，特别漂亮的品种基本都是用于观赏的。葵百合的颜色比较暗，花并不大，但是它可以食用，新鲜的或风干了都可以食用，泡水、煲汤、煲粥都可以。

中医讲，有其内必行于外，你内腑里是什么情况，就会在外边表现出来。当然，除了我们外部的保健美容之外还要注意治内、养内、调内，所以我们一定要好好利用这个可以食用的百合。我们在上文谈到的像葵百合这一类的百合，无论是干的、新鲜的，都可以泡水喝、熬水喝。最简单的方式就是泡水喝，我们可以像平时喝水一样简单地养生。如果你早上有时间，最好把百合煮一下，煮完了以后，把它当水喝一天。一般煮 5 分钟就可以了，然后倒入保温杯，带在身边，再喝的时候你就可以往里头加开水。这样的话，无论你在工作的时候，还是在车上、在路上都可以补充水。一朵花如果有水的滋养，颜色、姿态都非常好，如果没有水了，马上就蔫了，这和人的状态是一个道理。

女人需要不断地补水，不仅给脸上、身上拍水，而且要喝水，最好喝有益于身体的花水。这里还要提醒一点，不要在喝这些花水的时候放茶叶。大家都知道茶叶很好，它含有各种营养成分，但是和我们的花放在一起喝，就叫配伍。中医很讲究配伍，花与茶不能盲目搭配，必须结合自身的情况去考虑。

菊花学问大，切勿滥用伤身体

菊花能够疏风散热，清肝明目，如果有一些相关的症状，可以适当喝些菊花水。

菊花里，用于观赏的和食用的品种是不一样的，观赏的品种只能用来观赏，不能吃；食用的品种一般来说长得不好看，花朵小，颜色不鲜艳。这里边的学问还是挺大的。

健康候诊室

主持人：今天，我们要说的是花中四君子之一的菊花。菊花与我们的健康有着怎样的关系？它能够养生吗？

吴大真：那当然了。

主持人：您能不能给大家举个例子，形象生动又简练地说明菊花对于我们健康的益处。

吴大真：一个 48 岁的女人，更年期综合征，表现在躯体的症状上，明显的特点是眼睛结膜充血。

主持人：那是什么症状？

吴大真：明显的肝火上眼。我就一面给她讲，如何正确对待更年期，一面给她推荐了菊花水。我让她不要喝白水，更不要喝茶，只喝菊花水。在喝的时候，我让她想着菊花的样子，闻着它的香味，再加上我的治疗，全身综合的调理，很快就可以好起来。

主持人：特别重要的是，你让她在喝菊花水的时候，还得想象着菊花绽放的样子。

吴大真：品茶的"品"字是三个口，也就是说一大口的水，要分着三口慢慢喝下去。

主持人：菊花在我们的体内会产生怎样的化学作用呢？菊花的花语，清心明目的菊花君子，说明了什么呢？

名医会诊

吴大真 | 中国保健协会副理事长

《本草新编》把菊花的特性描写出来了，气味轻清，功亦甚缓。它的力量比较小，正因为它的力量小，所以对人没有什么毒副作用，久服始效，不可责以近功。

高濂的《遵生八笺》里面说，用菊新长的嫩头、丛生叶摘来洗净，切细，入盐同米煮粥食之，清目宁心。我们还可以把食用的菊花洗干净，然后和米一起熬成粥。或者可以把菊花熬水以后，用菊花水熬粥。如果年纪大一些，血压、血脂、血液黏稠度有问题的话，就可以放一点荷花或荷叶。荷叶没有新鲜的，干的也可以，荷叶有助减肥，可以改善血脂、血液黏稠度的情况。

《本草正义》特别说到了菊花，主要功用是摄纳下降，平肝火，息内风，抑木气之横逆。实际上，这里讲的菊花，指的是白菊花。所有的花，好像都主宣扬，都是升的，唯有菊花是降的。

白菊花主要祛外风，平风热。黄菊花主要是平息内风，就是肝风。如果肝风扰动，会有什么症状表现？肝风内动最多见的轻微症状是头晕头疼，我们可以用菊花水调理。重一些的肝风内动的症状是什么呢？中风，菊花就起不了作用了。所以，大家稍微有点头晕头疼，可以先让菊花帮帮忙。

菊花：苗可食，囊可枕，花可入药

苗可以当菜吃，花可以当药吃，放入囊中可以当枕头，酿了还可以当酒水饮？

苗可以当菜，我们吃过吧！苦菊，菊花的一种，可以做凉拌菜，放点醋，味道还不错。如果你爱吃牛羊肉，又怕自己上火，就吃苦菊，可以起到清热的作用。

菊花枕头大家都应该睡过吧？菊花当枕头，一定要晒干，否则它要长虫子。我们可以配上各式各样的东西，如荞麦皮，一半荞麦一半菊花，以菊花为主。它有什么作用呢？清肝明目。如果平时有高血压、高血脂，经常容易头晕头痛、眼花、耳鸣耳聋等，就可以用这个菊花枕。菊花枕使用一个月左右，基本上没有什么味了，最好就换一下。

菊花枕有助于睡眠，菊花清肝，血归于肝以后，人就可以睡觉了，这又是一个女人养血的好方法。

菊花的种类与功效

菊花的名称很多，大部分按照产地命名。一方水土养一方的植物，菊花的产地以浙江为主，正宗的杭菊产自杭州市的湖州市，那里的湖菊是最好的。其他地方还产一些很不错的菊花，如安徽的徽菊。菊花有颜色的不同，所以有黄菊和白菊的区别，作用可就不完全一样了。另外，大家可能还听说过胎菊和贡菊，那是另外一回事。

杭白菊喝的比较多一些，价格略微便宜一些，现在比较贵的是胎菊，花蕾最小还没有全开，价格比较贵。

20 世纪 90 年代，多发红眼病，进入 21 世纪以后，这个病不多了。一到春天，人容易得一些过敏性疾病，如过敏性结膜炎，简称红眼病。清朝光绪帝就得过红眼病，安徽的知府说："如果你信得过我，就把别的药都停掉，喝菊花水，近日最好禁房事，禁烟酒，少吃鸡鸭鱼肉，我保证你能好。"果然，光绪帝喝菊花水没用多长时间就好了，因而把安徽知府从黄山一带得来的菊花叫作贡菊，就是徽菊的一种。

白菊和黄菊特别不一样，白菊花一般以清肝明目为主，黄菊花一般以疏散风热为主。如果处于感冒初期，刚有点发冷，觉得自己要感冒了，就喝黄菊。

白菊主要可以清肝明目，清热的力量大一些。黄菊偏重于疏散风热，所以辛的味道稍重一些，苦的味道淡一些，因为苦能降火，辛能散热。

如果你想清肝明目就买白菊，如果你想疏散风热就买黄菊。说到明目，我突然想到一味成药——杞菊地黄丸，更适合个人在家保养。

六味地黄大家都知道，六味药，很出名，这个药为什么好？我们讲到了三补三泻，一共有三对"哥们"，它的归经又归在了肝脾肾三经。这六味药里头，再加了枸杞子、菊花，这就叫作杞菊地黄丸了。熟地黄、泽泻，这是入肾的，一补一泻；山萸肉、丹皮，入肝的，一补一泻；山药、茯苓入脾的，一补一泻。这种补不是人参鹿茸的补，这种泻也不是大黄芒硝的泻。这样的六味药加上枸杞子、菊花，既可以疏散风热，又可以清肝明目。

杞菊地黄丸滋肾养肝，用于肝肾阴亏的眩晕、耳鸣目涩、逆光视物皆花。可以这么说，除了西医说的一些需要做手术的眼疾之外，中医认为，内眼病，包括视网膜的病变、黄斑的病变，甚至晶状体的病变等，早期都可以用杞菊地黄丸治疗，或者用枸杞子、菊花泡水喝。

菊花对于健康的益处

菊花疏散风热，理气止痛。乳腺增生、经前期紧张综合征的患者可以喝点菊花水。有的人乳头一碰就痛，甚至连穿衣服都很痛苦，这是为什么呢？肝气不舒，肝经有热。乳房属于肝经，乳头属于胃经。木克土，协调木土之间的关系可以喝点菊花水，可以加点玳玳花，1 ∶ 1 配伍，疏肝理气。

菊花可以用来洗脸，美容养颜。百合花、玫瑰花、菊花都可以用来洗脸，对于不同的皮肤，用法就不同了。百合花和菊花都用于偏血热的人，那么二者的区别是什么呢？百合花偏于心经有热，菊花偏于肝经有热。

菊花可以治疗关节病。老年人比较多见的是膝关节病，活动不便，然后一检查就是骨质疏松、骨质增生或者积液。总的来说，很多老年病都是退行性的骨关节病。除了常规的治疗之外，还可以戴护膝，护膝里面加上菊花、艾叶，具有温通的作用。

一般来说，黄菊加上艾叶，就是艾草糊到膝盖上，有助于治疗关节病。如果小腿肌肉痉挛的话也可以拿这个菊花敷，多放点艾叶，艾叶和菊花按 2 ∶ 1 的比例。

健康自修课

野菊花又名山菊花、路边菊、野黄菊花等，全国大部分省区都有出产，野生于山坡草地、灌木丛、路边。野菊之名始见于《日华子本草》，《中华人民共和国药典》2005 年版一部有收载。野菊花呈类球形，黄绿色至棕黄色，气芳香，味苦。野菊花的功效与作用很多，正确食用野菊花可以给人体带来很多好处。

野菊花的功效

野菊花中含有多种活性成分，如菊醇、野菊花内酯、氨基酸、微量元素等。临床研究证实，野菊花具有较强的清热作用，并可将体温维持在正常状态。此外，野菊花的水提物对金黄色葡萄球菌、痢疾杆菌、伤寒杆菌等有较强的抑制作用；采用蒸馏法蒸馏出来的挥发油对多种致病菌、病毒有杀灭或抑制活性作用。据研究发现，野菊花的水提取液能提高心脏输出的血量，有效增强心肌供氧量，对心血管系统有保护作用。实验表明，野菊花还能增强白细胞对金黄色葡萄球菌的吞噬作用，有效提高人体的免疫功能。

野菊花是处方药，切勿长期用、滥用

野菊花泡水的味道很苦，但没有黄连那么苦，差不多和苦瓜味道差不多。我们有过很出名的一个方子，叫作五味消毒饮，凡是内热重的，发烧、长包、长疮、长疖、感染化脓，用五味消毒饮——野菊花、蒲公英、金银花、紫花地丁、紫背天葵。金银花、蒲公英，大家都比较熟悉了，以野菊花为主药就是为了加强清热解毒的作用。一般来说，我不太赞成大家长期喝野菊花水，因为它的苦寒力量太大了，苦寒太大伤脾胃。如果内热很重，喝一天就可以了，不要连续服用。

经常胃疼、肚子疼的人慎用野菊花。你吃上一口两口就要胃疼、肚子疼，甚至拉肚子，中医把这种情况叫作脾胃虚寒，中焦虚寒。野菊花属于苦寒的药，脾胃虚寒的人最好不要用，否则适得其反。

野菊花和菊花不一样，野菊花是处方用药，只有“红、肿、热、痛”这四种症状，才可以用野菊花、五味消毒饮。如果不红、不肿、不热、不痛，就不能用。

野菊花可用来护理肌肤，治疗皮肤疾患

女人如何利用野菊花？脸上长疮了、长痘痘了，就可以喝野菊花水，拿野菊花来洗脸。洗脸的时候，手一定要轻，以防皮肤损伤、感染。长痘的女孩可以用这种方法，可能比任何化妆品的效果都好。

我们把脸洗干净以后，取野菊花粉 10~15 克用水和成糊状，就像面膜一样涂于面部， 30 分钟以后洗掉。这对小孩的皮肤病效果更好，包括婴幼儿的湿疹，可以用野菊花泡水洗澡。50 克的野菊花用纱布包上，放浴盆里头，可以多次使用。清热解毒，还可以通便。对于小孩，最好不要轻易给他喝野菊花水，外用比较好。

食桃饮桃，养出好气血，做桃色美人

桃和苹果、梨一样，是世界上的三大果树之一。桃确实对人们的身体健康有很好的补益作用，可以让我们的气血旺盛起来，健胃理气，润肠通便。《神农本草经》里谈到，桃花可“令人好颜色”，具有祛斑润肤、美容养颜、调节经血、减肥瘦身的功效，可谓是“女人之花”。“人面桃花相映红”，桃花对女人有诸多益处，我们应好好利用，充分发挥它的功效，做一个“桃花美人”。

健康候诊室

主持人： 花香可闻，花色可观，花意可解，花和大家的生活息息相关，那我们今天要说的主题是什么花呢？桃花。

吴大真： 我先讲一个成语，环肥燕瘦，“环”是杨玉环，“燕”是赵飞燕，这两个人都是历史上出名的大美人。

主持人： 赵飞燕能够在鼓上起舞。

吴大真： 对，所以还有两句话说得很好，第一句是“美人上马马不支”，形容的是胖美人，第二句是“美人上马马不知”，那就是赵飞燕了。美实际上是没有标准的，美是一种时尚，在杨贵妃的那个年代，美就是丰满。那时，以杨贵妃为代表的年轻一代都在仿效杨贵妃，让自己很丰满。杨玉环为了让自己能歌善舞，尤其在跳舞的时候不要气喘，她想把自己的体重控制住，其中就用到了桃花。她喝桃花水，用桃花水洗脸，在浴池里铺满了桃花，用桃花水沐浴，说明她很重视这方面的养生，也说明桃花有这样的作用。

吴大真：桃花跟美人相对，今天我特意把桃花别在胸前，证明桃花是非常重要的。咱们有一句话叫“人面桃花相映红”，也就是说女人要白里透红。

主持人：现代人都强调皮肤要雪白雪白的。

吴大真：人没有血色是错误的，白里透红是气血旺盛的表现。我还一直讲色泽，看人的话关键在于泽，什么叫泽？人的颜色许多都是先天的，不必太刻意地去追求，主要追求的是泽，有没有光泽有没有亮度，而不是化妆得来的亮度。女人的气血旺盛了，肌肤才能有自然的光泽。

主持人：如果我们的皮肤可以像桃花一样，就有了一种白里透红的光泽感。“人面桃花相映红”，这一定是个少女的状态。

吴大真：希望我们所有的女性朋友，无论年龄大小，都可以做到“人面桃花相映红”。

名医会诊

吴大真 | 中国保健协会副理事长

我们一直讲天人合一，春生夏长，秋收冬藏，冬藏到了春天就生发出来了。也就是说，到了春天，我们人体也应该像桃花一样把自己的生发之气展现出来。生发之气从何而来？身体的“库房”里头要有气血，才能有生发之气，所以我们要让自己的气血充沛，以内养外，才能在皮肤上、脸上有这种白里透红的表现。

桃花有助通便排毒

玫瑰花可以帮助女人的气血得以顺畅运行，桃花也有这样的功效，二者都可以养颜、瘦身。玫瑰是偏于入气分的，桃花是偏于入血分。比如说我这个人有点小心眼，容易忧郁发愁，选用玫瑰花就比较好；如果我这个人心大，但是月经不正常，总是 40 天或 50 天来一次，量还特别少，有时就持续一两天，同时大便还有些干，脸色并不苍白，这不是虚，这是瘀，就需要用桃花。

桃花的性味是甘、苦、平，微温偏于寒性体质的人可以使用。它归心经，心主血主神智，尤其对我们的精神状态是有好处的。气为血帅，血为气母，正因为这样，桃花对于气血有好处。再看大肠，我们中医讲的通便，往往都是肺和大肠的关系，因为肺和大肠是相表里的。举个特别简单的例子，我们在发高烧的时候一般都会便秘。那么这个时候要注意什么？通便。大家一定要注意，习惯性便秘的人很多，千万不要以为大便干燥了，喝点大黄水就行了。大黄水顶多管用一天，有的时候还拉得很厉害，以后就不管用了。你忽略了肺和大肠相表里的关系，你的肺气是否宣发，决定了大便顺畅与否。桃花对通便排毒有一定的疗效，但长期服用有副作用，因为桃花是一种轻泻剂，所以长期使用会导致脱水、皮肤暗沉等。

桃花可以做美容“面膜”

每天用 10 克新鲜的桃花，先洗干净，然后捣烂敷在脸上。注意，要先把脸洗干净，但我不太赞成用别的东西洗，拿清水洗，然后取少量捣烂的桃花拍在脸上，让皮肤吸收。其实，这种“面膜”全家人都可以做，男人也需要美。一般来说，桃花“面膜”持续敷七分钟就可以了，然后把它拿下来，用清水洗脸。

桃花去瘀排毒、滋补身体

有一对20多岁的小两口，结婚以后高高兴兴，因为性知识方面受的教育少一些，女孩不知道自己怀孕了，感冒了去医院打针、吃药、输液，然后才发现月经没有来，一做检查发现怀孕了。现代人很讲究优生优育，在这种情况下，她做了人流。人流手术后，我们一般都会休息半年，半年以后又过了3个月，女孩很想要孩子，怎么都没有。另外，她很明显地感觉到月经量要比她在人流以前要少，周期也要50天，有些血块颜色发黑。她吃了一些中药调理，没有作用。工作忙，家里没有人帮她熬药，虽然药店都有熬药的，但药味太难喝，她又喝不下，有什么好办法？喝水吧！桃花和藏红花泡水喝。桃花去瘀，毕竟做过人流了，需要把污浊的东西排出去，同时用藏红花给她养血补血，活血去瘀。她就这样一周喝两天，喝了连续四周，月经就调好了。现在大家冬天都吃一些滋补的膏，我就让她把桃花膏用上了，让她的气血能够活跃起来，用桃花和阿胶，里面放了大枣、桂圆、黑芝麻、莲子心让她吃，别的都停掉。后来，她顺利怀孕了。

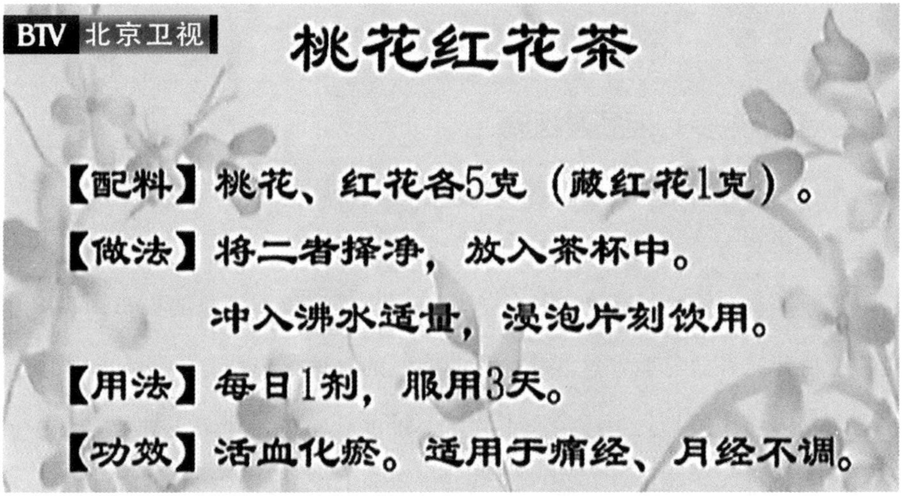

BTV 北京卫视

桃花红花茶

【配料】桃花、红花各5克（藏红花1克）。

【做法】将二者择净，放入茶杯中。冲入沸水适量，浸泡片刻饮用。

【用法】每日1剂，服用3天。

【功效】活血化瘀。适用于痛经、月经不调。

食桃可以清肺止咳

桃在许多文字记载中叫“肺果”，那么桃和梨有什么区别？如果你有点口干舌燥，有点上火就吃梨；如果你有习惯性便秘，就吃桃，因为桃比梨的通便功能更强一些。

久咳不愈的人适合吃桃，桃有桃毛，对于过敏体质的人来说，最好拿淡盐水把桃刷干净了再吃。如果你经常咳嗽，一到某个季节就咳嗽，怎么办？桃洗干净了以后，切开把桃核去掉，然后放上 5 克川贝母，把另一半扣上，上锅蒸。这个川贝母事先要拿水泡，然后稍微煮一下，时间不能长，水也不要放太多。

大火蒸桃超过 5 分钟就很软了，要用小火，否则容易桃很烂了贝母还不烂。水开以后要改成小火，小火炖约 20 分钟。如果贝母还不够烂，那么年龄大的人可以另外再拿水煮来吃。

如果蒸桃贝母你吃半个桃就可以，那剩下的半个桃到下午再吃，不要一口气都吃了。再好的东西不能多吃，这是一个阴阳平衡的道理。另外，现在的糖尿病人都很痛苦，水果到底能不能吃？大家要记住一点，特别甜的水果还是少吃，而且吃水果的时候一定要把水果纳入你的能量卡路里的计算公式里。

桃仁入药妙处多，但须遵医嘱

桃核仁不是核桃仁，指的就是桃仁。桃花可以泡水、做粥、洗脸，桃仁一定要医生开方子才能食用，自己不能乱用。

医生用得最多的方子叫“桃红四物汤”，很简单，就是四味药，都是血分方面的药。补血养血，这四味药是非常好的。地黄白芍守而不走，基本上没有理气的作用；当归川芎走而不守，不仅可以养血、补血、活血，还有行气的作用。这四味药配在一起，即是妇科养血的第一方。妇科的许多方子，包括我们后世的方子，凡是与血分有关的方子，都建立在四物汤的基础上。

桃红四物汤在四物汤里面加了什么？桃仁、红花。它的最大的特点就是养血、活血，治疗血虚兼血瘀。“瘀”分为两种，就像水一样，水多了排不出去是一种瘀，水库里水不多了，不流动也是一种瘀。我们在活血通瘀的时候，往往在养血补血的基础上，同时活血化瘀。

如果血少了，或者虚了，容易造成瘀。增水行舟，我们一定要把源头给丰满了，才能行。有的人因为血虚，所以经期超前。有的人血瘀，所以有血块、痛经。桃红四物汤由于加了桃仁、红花，所以活血化瘀的力量就更大了。下面，我要讲两个以桃仁为主的名方。

“千金苇经汤”，就是千金方里头的。芦根 30 克、薏苡仁 15 克，桃仁 50 枚、瓜瓣（冬瓜籽）15 克。它的主要功效是清肺化痰、逐瘀排脓，用于治疗肺部的疾病。芦根清热生津，薏苡仁利湿，桃仁活血化瘀，冬瓜籽利湿去瘀。我们看似很简单的四味药，在呼吸系统的疾病里用这个方子来加减治疗效果很好。

“大黄牡丹皮汤”，清热解毒通便。丹皮是活血的，桃仁和冬瓜籽是一个药对，它俩总在一块配对，可以理气、活血、化瘀、通便，药力比较温和，不会伤正气。

健康自修课

桃木梳的养生功效

桃木梳子可以活血化瘀，因为我们头顶上有很多穴位，用桃木梳梳头可以达到保健养生的目的。

我们用桃木梳子按前后的顺序梳，可以促进经络流通。年纪大一些的人，一天梳三次都可以，早上起床梳上 10 分钟，午休以后起来再梳个 10 分钟，晚上睡觉以前再梳 10 分钟，最好在闭目养神的状态下梳头。

晚上睡觉之前，我们千万不能与别人发生争执。避免争执最好的方法就是闭眼静坐着梳头。

桃代表着长寿，历代画家都喜欢描绘它。齐白石先生画的桃子形神兼备，体现了他细致入微的观察力，反映了生趣盎然的内心世界。画桃可以画出恬淡的心境，观桃画也能让人的心情舒畅起来。大家可以在家里挂一幅桃画，想象自己的身体也跟桃子一样，很蓬勃的感觉。过去，我们有桃符，王安石说："总把新桃换旧符。"桃象征着新气象，辞旧迎新，喜气洋洋。可见，桃历来都在为人们带来积极正向的能量。在我国养生保健的文化中，"桃"的身影无处不在，"饮桃""吃桃""用桃""赏桃"，大家不妨都试一下。

附录

《养生堂》名医保健养生方

◎温经活血足浴方

国医大师许润三认为妇科疾病很多都与气血不通有关，比如临床上最常见的慢性盆腔炎，就是气血瘀滞所导致的，所以理气活血化瘀是治疗妇科病的方法之一。

【配方】

生艾叶 30 克、肉桂 10 克、川椒 20 克、红花 10 克。

【功效】

温通气血，散寒止痛，活血通络，预防盆腔炎。

【使用方法】

把四味药装入布口袋里系紧，放在药锅或搪瓷盆里煎煮，一般煎煮 20 分钟，煎煮好后加点温开水稍微稀释后可用来泡脚（煎煮后的药汤倒在泡脚桶里，再加入温水至上沿即可）。

【专家建议】

泡脚最好选高的泡脚桶，尽量在膝盖以下。膝盖以下有三个非常重要的穴位：涌泉穴、三阴交穴和足三里穴。涌泉穴在脚心，三阴交在内踝内侧三寸（即四横指）的位置。对女人来讲，这三个穴位是非常重要的，能强身、保健。在泡脚的时候对穴位有一定的刺激，在泡的过程中可以用脚互相按压，可以一边泡脚，一边揉按。 最好每天都泡，每次泡 15~20 分钟，水温一般 40 度左右。

【注意】

经期尽量不要泡脚；感冒发烧、身体不适的情况下也不要泡脚。

◎洋参靓肤方

中医讲，斑是皮肤的老化症状，色泽暗淡实际上和人的气血的运行相关，气血不能上泽于面，面部就会出现一些问题。

首届全国名中医、国家级名老中医陈彤云做客养生堂，为大家带来了她研制多年的经验方，同时也是她自己使用多年养颜护肤的好办法。

【配方】

西洋参：益气养阴，补而不燥，淡色祛斑。

益母草、三七：活血化瘀，提亮肌肤色泽。

茯苓、芦荟：祛湿解毒，润泽肌肤。

【功效】

美白淡斑，泽面靓肤，对很多皮肤疾病有辅助疗效。

【适用症】

黄褐斑，黑变病，激素皮炎，痤疮，色素沉着，皮肤晦暗发黄。

【自制面膜】

西洋参粉 0.5 勺，益母草粉 1 勺，三七粉 1 勺，茯苓粉 1 勺，芦荟最好是打成粉的，用蛋清调和，如果觉得太干可以加点水，直接敷在脸上，每次敷 10~15 分钟。

【专家建议】

制作面膜的基质，比如牛奶、蜂蜜、蛋清等，一定要小心过敏，另外也可以使用软膜粉。

【注意】

在做面膜的时候皮肤不要有破损，皮肤敏感的人要慎重使用。

◎补肾活血法

国医大师张大宁认为年龄超过 40 岁的所谓“健康人”都或多或少存在着肾虚血瘀的表现，而且随着年龄增长，呈现一种上升趋势，到了 60 岁以后，无论是否患有慢性疾病，几乎都会出现肾虚血瘀的症状。他经过不断摸索，找到了一种治疗疾病共性的方法——补肾活血法。补肾活血法是他于 1978 年在学术界首先提出来的，30 多年来，得到了中西医学术界的认可。这种方法也是健身防病、延年益寿的基本大法。张老利用补肾活血法的原理，自制养生中药方。

【配方】

西洋参、冬虫夏草、石斛、三七按 10∶3∶3∶5 的比例混合打成细粉，每天午饭和晚饭后，食用 1.5 克。

【功效】

补肾活血法既可以用于养生保健，也可以用于治疗疾病。肾本脏病及一些慢性病用补肾活血法治疗都能收到很好的疗效。

【专家建议】

尽量把药粉打得细腻些，便于人体吸收。针对不同的人群，可做不同的加减，如高血压病人可以在方子基础上，加入天麻、钩藤、石决明；冠心病患者可以添加太子参、麦冬、丹参、莪术；糖尿病患者可以添加黄连。一定要在医生指导下使用此方，遵医嘱。

◎沈氏温胆汤

国家级名老中医沈绍功，传承 650 年的沈氏女科第十九代传人。沈氏女科是养生堂开播以来，所播出节目中传承最为久远的家族式传承。沈氏温胆汤体现了沈老在冠心病方面痰瘀同治的治疗思想。沈氏女科二十代传人，中国中医科学院韩学杰老师在继承沈老温胆汤的基础上，还独具特色发展出元参汤，对于舌质红、口干口渴、阴虚火旺的患者有很好的疗效。

沈氏温胆汤从古方中得来，经过沈老改良与发展，对于适合痰瘀同治治疗的冠心病有奇效。同时韩学杰老师还为有心胸不适的人群推荐了一个家庭温胆汤的使用方法。

【配方】

竹茹、枳壳、云苓、陈皮、石菖蒲各 10 克。

【功效】

清热化痰、理气和胃。

【使用方法】

以上材料共同煎煮，服用 1 个月左右。

【适用症状】

舌苔厚腻、口黏口苦、记忆力下降、身体沉重、头沉犯懒等。

【注意】

腹泻、畏冷、寒湿较重的人群不适用。

◎周氏护脾胃茶

国家级名老中医周平安提供了一个适合脾胃虚寒，或有胃肠疾病人群日常使用的代茶饮——周氏护脾茶。这款代茶饮是由四君子汤发展而来，周老把四君子汤里味道相对比较苦涩的茯苓换成了陈皮。

【配方】

党参、炒白术、陈皮、甘草。

【使用方法】

每味药取 10 克，若没有明显的痰湿症状，陈皮可用 6 克，水煎煮代茶饮即可。

【功效】

芳香醒脾、化痰利湿、消食导滞。

【适宜人群】

适合脾胃虚寒，慢性消化性溃疡或有胃肠疾病患者日常使用。

◎疏肝解郁茶

国家级名老中医李日庆告诉我们，鹿茸、海马、狗鞭这些药物都是古籍里记载的补肾佳品，但是今人并不一定适合用。这些药物都属于峻补之品，补的力道比较猛烈。现代人营养过剩的居多，用这些峻补的药物容易导致过补，反而得不偿失。

对于既有肝郁又有肾虚的人来说，单纯补肾并不能解决所有问题，肝肾同调才能开启补肾的正确法门。现代人工作忙、生活压力大，很多人都有肝郁的问题，为此李老推荐了一款舒肝茶，可以舒肝和胃、养血活血，适宜平日代茶饮用。

【配方】

玫瑰花 3 克、菊花 3 克、白芍 6 克。

【功效】

疏肝理气、活血柔肝、养血养颜。

【适宜人群】

脾气急躁，容易上火，胃口不太好，血压不稳或偏高一点的人。

◎补气活血保健方

现年已 84 岁的中医肿瘤学奠基人，国家级名老中医郁仁存曾两度闯过“生死劫”，一次是战胜了自己的肠道肿瘤，一次是战胜严重的心脏病心绞痛。他透露治疗和调理这两种疾病，有一个大法可以通用，他也用这个大法为很多癌症患者保命延年。

郁老在研究肿瘤的时候曾经用过一个活血化瘀的方法，做试验研究发现它不但对肿瘤的相关问题有效果，对心血管也很好。这个方子拿到心血管科治疗心绞痛，取得很好的效果。

中医讲，心绞痛就是痛则不通，血脉瘀阻不通，心脏供血不足，身体弱，走走就气短疲乏，疲劳，这样的话，中医讲就是气虚了，对冠心病来讲，就是一个气虚血瘀的症候。

作为一名肿瘤术后以及心脏病患者，郁老在日常生活中十分注重保养，他分享了自己每天都会服用的保健方。

【配方】

黄芪 30 克：补气。

生晒参 6~8 克：补气。

女贞子 15 克：补肾。

枸杞子 10 克：补肾。

金荞麦 15~20 克：清热解毒，消炎，抗肿瘤。

【使用方法】

把药材放到药煲里煎煮，日常饮用即可。

【功效】

活血益气，滋补脾肾。

【注意】

高血压及实火太重的人不适合。

◎芳香化浊解毒方

年仅 68 岁的李佃贵在 2017 年就因为独创浊毒学说，而成为了我国最年轻的国医大师。他所研发的“化浊解毒法”不仅可以用于养生长寿，更是打破了“胃癌前病变不可逆转”的传统理论束缚。

化，清，渗，通，透，祛，泻，是在临床总结出化浊毒、清浊毒的几种方法，不管是在养生保健方面，延年益寿方面，还是对疾病的防治方面都有作用。现在很多中老年人喜欢吃各种保健品，保健品大部分是补品，补品对身体虚弱的患者有养生保健的作用，虽然全是好东西，但如果体内有浊毒，那么身体越补越糟糕！

代谢性疾病用化浊解毒的方法有一定的预防和治疗作用，像糖尿病、高脂血症，这些病在中医讲就是体内有血浊，浊毒瘀积；如果是浊毒体质，心脑血管容易硬化；如果肝的浊毒特别多，就容易得脂肪肝、肝硬化、肝癌；如果是肾有浊毒，可能导致肾功能衰竭、尿毒症这一类的疾病。浊毒在体内是一个非常大的致病因素。

在过去,萎缩性胃炎伴有肠上皮化生和不典型增生在西医里叫癌前病变,而且是不可逆转的，但是通过中医治疗，化浊解毒，最后都可以逆转。

国医大师李佃贵认为化浊解毒是“十八般武艺”的一种，利用化浊解毒的办法治疗许多浊毒内蕴的病人，疗效非常好。轻中度浊毒患者可以用香兰茶调理，脾胃重度浊毒者可以用芳香化浊解毒法来治疗。

【配方】

藿香：醒脾快胃，祛除湿毒。

佩兰：化浊。

茵陈：辛苦之药，微寒，清肝胆脾胃的湿热。

黄连：清脾胃肠的湿热，解毒。

厚朴：通气，消胃部无形之胀满。

枳实：行气，消除胀满，去除人体的积滞，消除人体胃部的积食。

全蝎：以毒攻毒，通经活络。

蜈蚣：以毒攻毒，通经活络。

【功效】

芳香化浊，清热解毒，祛湿，通络。

【注意】

一人一方，用药遵医嘱，如果有相似症状，请咨询医生。

◎黄芪三子扶正煎

每个人体内都可能有癌细胞，但并不是所有人都会得癌症，原因就在于癌细胞的生长需要一定的“土壤”环境。如果我们的身体抵抗力强，癌细胞就会被遏制住；如果身体抵抗力差，癌细胞就可能发展为癌症。国家级名老中医林洪生告诉我们，她治疗肿瘤的第一大法宝就是固本大法。

实验发现，吃了有固本功效的中药后，得了癌症的小鼠可以存活更长的时间。这说明固本类中药可以调节机体的免疫功能，抑制癌细胞的生长。林医生告诉我们，黄芪就是一味有扶正固本功效的中药。对于免疫功能低下的人群，林医生推荐黄芪三子扶正煎。

【配方】

黄芪 20 克、女贞子 10 克、枸杞子 10 克、菟丝子 10 克。

【使用方法】

煎服 15 分钟。

【功效】

黄芪扶正固表，生肌消肿；枸杞子补益肝肾，补血；菟丝子温阳补肝肾；女贞子养肾阴。

【适宜人群】

整个方子益气、滋阴、养血、温阳，对虚症患者是一个非常好的基础方。此方比较全面，适合各种免疫功能低下人群。

◎雷氏养心粥

在中医经典中，历代医家对冠心病心绞痛“胸痹心痛”一般都是痰浊和瘀血分治。但是，国医大师雷忠义在 20 世纪五六十年代临床工作中观察、总结，其临床表现不仅有“痛”，而且有“闷”。单纯使用一种方法，有效果但不够理想。所以雷老考虑把两个方法结合起来，认为“痰瘀互结”是胸痹心痛的基本证型，因此提出了“冠心病心绞痛胸痹心痛痰瘀互结新论”。

国医大师雷忠义在 30 年前由于工作劳累，出现胸闷症状，被确诊为早期冠心病。在这 30 多年间，他一直服用自己研制的“丹蒌方”，服用期间从未出现过胸痛、心绞痛、心律不齐等冠心病症状。

在痰瘀互结的基础上，雷老临床发现，很多患者往往痰瘀互结之后，瘀久化热化毒，进而痰瘀与毒互结，阻络伤津耗气，气血津液凝滞，导致动脉粥样硬化斑块形成、血栓破裂出血等，导致冠心病不稳定及急性心血管事件的发生，因此而确立痰瘀毒互结证。另外，痰瘀毒互结日久，不仅可化热成毒，而且可致生风。急性心肌梗死、急性冠脉综合征等疾病发生交感风暴、室速、室颤等，符合中医风性善行而数变的病机，由此又再确立痰瘀毒风互结证。

雷老除了告诉大家他使用的调理冠心病的雷氏丹蒌方到底有什么药之外，还给大家介绍了一道从他日常的调理方中化裁而来的“雷氏养心粥”，可以预防心脑血管事件的发生，活血化瘀，化痰宣痹。

【配方】

干山楂片 15 克，薏米 15 克，大麦仁 30 克，薤白 15 克。

【功效】

现代研究发现，大麦仁含有对心血管有益的成分，可以促进血管新生。薤白就是民间常吃的小蒜头，为药食同源的一味药，有减慢心率、扩张血管、稳定斑块、改善心脏供血的功效。山楂活血散瘀。薏米利水渗湿、健脾。长期食用可以活血化瘀、降脂、降低胆固醇，预防动脉粥样硬化和冠心病。

【使用方法】

以上材料加水煮粥食用。

【注意】

阴虚型人不适宜服用此粥。

◎胃胀痛消化不良佛金散食疗方

萧龙友是京城四大名医之首，也是京城四大名医中最长寿的一位。他出生于 1870 年 2 月，于 1960 年 10 月辞世，享年 91 周岁。在那个战火纷飞、物质条件比较贫乏的环境下，一个人享年91岁，那真可谓当世之长寿老人。而这与他将养生融入日常是密不可分的。

萧老先生年轻时弃官从医，以救济万民为宗旨，所以他遣方用药是独具特色的。他善用小方、不用贵药、善用鲜药、予药予食，这些透露着他一心为患者着想的大医仁心。日常养生中他也是这么做的，他的嫡孙女——国家级名老中医萧承悰在《养生堂》栏目中分享了萧老先生用糊馒头和糊米稀饭，给家里的小孩们治疗和调理停食的小验方。此外，萧老还现场公开萧龙友老先生独家的养胃小方——佛金散，到底佛金散怎么制作和使用呢？

【配方】

鸡内金：消食化积，健脾，软坚散结，通淋化石。临床上对治疗子宫肌瘤，结石，妇科良性肿瘤有很好的疗效。

佛手：疏肝理气，行气止痛。

【使用方法】

等量鸡内金和佛手片打成粉搅拌在一起，有养胃功效，一天2~3克，温水送服。

【功效】

消食健脾，和胃止痛。

【适宜人群】

消化功能不好，脾胃功能不良，食欲不佳，胃痛胃胀等。

【注意】

阴虚内热的人禁服。

如果出现消化不良的症状，都可以用这两味药，一般用的时候每样不超过10克，治疗疾病的时候可以起到辅助作用。

◎黄芪山楂饮

我们常说，“通则不痛，痛则不通”。的确，人体的气血、经络、血管就像一条条河流，只有运行通畅无阻，才能滋养全身脏腑，保证身体器官正常运作。

一旦血瘀，心梗、心脏病就都来了！血瘀可以引起很多种疾病。

脑部血瘀，导致脑血栓。

肺部血瘀，导致肺栓塞。

心脏血瘀，导致心绞痛、心肌梗塞。

下肢血瘀，导致静脉血栓。

而在其中，最严重的血瘀就是发生在心脏上，轻者是心绞痛，重则导致心肌梗死，甚至出现生命危险。

国家级名老中医郭维琴在《养生堂》节目中推荐了一道黄芪山楂饮，堪称防治心血管病的良药，制作简单。

【配方】

黄芪 20 克，山楂 10 克。

【使用方法】

用冷开水冲洗后，放入保温杯用沸水 400 毫升冲泡，半小时后即可饮用。服完可再加沸水，共可冲泡两次。

【功效】

黄芪是补气之王。黄芪是百姓经常食用的纯天然品，清朝绣宫内称其为“补气诸药之最”，民间也流传着“常喝黄芪汤，防病保健康”的顺口溜，意思是说经常用黄芪煎汤或用黄芪泡水代茶饮，具有良好的防病保健作用。

现代医学研究表明，黄芪有增强机体免疫功能、保肝、利尿、抗衰老、抗应激、降压和较广泛的抗菌作用，能消除实验性肾炎蛋白尿，增强心肌收缩力，调节血糖含量。黄芪不仅能扩张冠状动脉，改善心肌供血，提高免疫功能，而且能够延缓细胞衰老的进程。

山楂的主要功效是活血化瘀。

补气、预防心血管疾病，国家级名老中医介绍的主要药物就是黄芪，那为什么还要配合山楂呢？

黄芪是补气之最，人体气力足后就会加速血液运行，再配合具有活血化瘀功效的山楂，二者相加，可以起到更好的益气活血的作用。

山楂，是一种传统的中药，也是人们熟悉的健胃消食食物。其实，山楂还具有降血脂、血压，强心、抗心律不齐等作用，同时也是健脾开胃、消食化滞、活血化痰的良药，对胸膈脾满、疝气、血瘀、闭经等症有很好的疗效。

【适宜人群】

气虚型心脏病，高血压、高血脂、高血糖等慢性病患者；

久坐久视，脑力体力消耗大，易感冒，脂质代谢异常，脂肪肝等。

一般人群也可以常服，能够起到预防心血管疾病的作用。

【注意】

宜白天服用，睡前少服。

不同的季节配伍不同：春夏季节加生姜 10 克，秋冬季节加枸杞 10 克。喜欢蜂蜜的人可以在泡好后加入蜂蜜 10 克。

宜保温杯泡服，不宜煎煮，让有效成分慢慢溶解。泡此中药茶饮，关键之处在于闷泡。

◎三花饮

国家级名老中医高才达做客《养生堂》。高老一家四代从医，曾祖在清朝太医院任职，父亲善于诊死脉，人送外号“高判官”，善于诊治危重病人。

高老在中风的早期症状和预防方面有自己独到的经验，他推荐三花茶，有助于降内火、防中风。

【配方】

菊花：清肝明目，平肝，入气分。

玫瑰花：疏肝解郁，入血分。

三七花：活血养血。

【使用方法】

每样取两三朵放茶杯里泡茶代茶饮，这是一人一天的量。

【功效】

预防一些容易上火的疾病，降内火，预防中风。

【注意】

寒性体质、阴虚体质者慎用。

◎参附强心方、扶正强心方

如果有喘促气逆、不能平卧、面色晦暗、神疲乏力、腰膝酸软、形寒肢冷、肢体浮肿、食欲不振、眠差等症状，说明可能有心肾阳虚、血瘀水停证了，这不仅仅是心衰的信号，更可能发生肺炎、胸腔积液、心包积液、肾炎水肿、哮喘等疾病，可用国家级名老中医李庆海潜心研究20年的经验方——参附强心方、扶正强心方进行调理。

参附强心方，由人参、制附子、黄芪、桂枝、麦冬、云苓、车前子、桑白皮、葶苈子、当归、丹参、生龙骨、生牡蛎、黄连、枳实组成，具有益气温阳，化瘀利水，清郁热、安心神的功效，如果有心肾阳虚、血瘀水停的症状，可以在医生指导下使用。那适合日常护心养心的李老经验方扶正强心方，又是由什么组成的呢？

【配方】

人参、黄芪：补气。

葶苈子：化痰降气，利水平喘，清热，强心利尿（适合心功能不全者）。

琥珀：化瘀，镇静安神，利水。

【使用方法】

将四味药等份打成粉末，各取1克，一共4克，混合，用30~50克温水冲服，每日两次，可长期服用，适合日常护心养心。

【功效】

益气固本、化瘀利水、护心强心。

【适宜人群】

冠心病、糖尿病还没有发展到严重心衰的人可用这个方子强心护心，普通人可用来保健，预防心衰。

◎气滞血瘀日常调理代茶饮

气滞血瘀可以发生在全身的各个部位、各个脏器，相对而言发生在肝是最直接、最多的。气色运行不通畅的时候脸色会发青发暗，肝气不舒的时候舌色也很暗，肝气不舒情况越重，舌色就越暗。中医认为舌尖主心，舌边主肝，心主血，肝藏血，心和肝主血运行的功能失常，体内有瘀，就会在舌尖和舌边出现瘀血。国家级名老中医王鸿谟推荐给大家一个调理气滞血瘀的方子。

【配方】

玫瑰花6~10克，玳玳花6~10克，佛手6~10克。

【使用方法】

用1∶1∶1的玫瑰花、玳玳花和佛手片泡水代茶饮。

【功效】

缓解、调理气滞。

◎滋脾补肾神仙方

对普通人而言，《本草纲目》也是一本养生宝典。在人均寿命只有 35 岁的明朝，李时珍活了 76 岁，是名副其实的长寿老人。李时珍晚年开始写《本草纲目》，走遍名山大川，过程历经坎坷，付出了大量体力与脑力。在这等强度的工作中，李时珍如何保持精力与体力的呢?

湖北蕲春是李时珍的故乡，当地很多老年人都有喝粥的习惯，据说这种习惯就和李时珍有关。李时珍相当推崇食粥疗法，在《本草纲目》粥篇当中，提到粥食 63 种。他根据不同年龄、不同体质和不同生理特点，配置了不同功效的粥方。如薄荷粥可以解表，百合粥可以补益，酸枣仁粥可以安神，茯苓粥可以祛湿，芦根粥可以清热。此外李时珍还总结了粥的四大用法：以粥为食、以粥为药、粥助药效、粥佐药性。

李时珍认为，内科重症多由脏腑气血功能失调，阳气衰微所致。所以临床看病时，他十分重视帮患者恢复元阳。在《本草纲目》中，就有一个助元阳、补诸虚的粥，这就是鹿角胶粥。这款粥能够强精神，益筋骨，适用于年老久病体虚人群。需要注意的是，外感病期间及阴虚阳亢之人，不要食用此粥。

李时珍重视脾胃，他认为脾胃是人体的元气之根，脾胃健旺则百病不生。苍术是李时珍调理脾胃时的常用药。针对脾肾两虚人群，国家级名老中医张冰在《养生堂》节目中，介绍了一个以苍术为主的小方子。

【配方】

苍术 6~9 克：辛烈温燥、燥湿健脾，治内伤，治外感，补脾胃，祛湿邪。

黑芝麻 30 克：甘、平，补肝肾润五脏。

【使用方法】

把二味药倒入锅中，加上水，大火烧开后转为小火，煮 20 分钟后，即可饮用。

【适宜人群】

脾肾两虚，腰腿酸软，大便溏薄不成形，湿邪困脾，身体困重乏力等。

【注意】

阴血亏虚、口干舌燥、经期、上火等情况勿用。

◎冬兰竹叶饮

现代人由于暴饮暴食，很多人都或多或少有些脾胃问题。中医认为，脾胃不适宜峻补，更适宜的是日常脾胃的调理，也就是在日常的饮食当中，对脾胃进行调理。国家级名老中医刘启泉在《养生堂》节目中给大家带来一个比较适宜日常保养脾胃的方子。

【配方】

冬凌草 5 克：清热解毒，防癌抗癌。

佩兰 5 克：芳香化浊，和胃降逆，祛除湿邪。

竹叶 6 克：清热利湿。

【使用方法】

先用温水洗净药材，然后用开水泡，泡开后代茶饮，以上克数为一个人一天的量，一般喝两周以后会有很好的效果。

【适宜人群】

湿热内蕴，经常长口疮，大便黏腻不爽，舌质红，苔黄腻，口臭、咽干的人。

【注意】

脾胃虚弱者不适用。

◎茯苓肉桂甘草饮

日常生活中，我们怎样来养护我们的心脏呢？国家级名老中医王庆国带来了一款代茶饮，适合日常护心。

【配方】

茯苓 6~10 克。

肉桂 2~3 克：温心阳、通心络。

甘草 3~5 克：泻火。

【使用方法】

煮水代茶饮或泡水都可以，坚持喝一周就会有效果。

【适宜人群】

心脏无力，气短，怕冷的人。

【注意】

上火的人，口苦、舌红、长口疮、大便秘结者不能用。

◎凉血三花饮

瘀热是体内血脉不通与热邪相结合的一种中医病机，与多种疾病的发生有着密不可分的关系。国家级名老中医吕培文介绍，瘀热早期的外在表现可以总结为“红、肿、热、痛、痒”五个字。针对瘀热的这些早期症状，吕老给大家拟了一个适合在日常生活中内调使用的代茶饮——凉血三花饮。

【配方】

金银花 15 克：清热解毒。

玫瑰花 15 克：疏肝解郁，化瘀。

凌霄花 10 克：清热利湿，祛风止痒。

【使用方法】

三种花放到茶壶里，用 300 毫升开水冲泡，静置 30 分钟左右，待有效成分析出，即可饮用。

◎三花茶

国家级名老中医李乾构曾经 12 种疾病缠身，如今 81 岁，看上去身体康健，他是如何做到的呢？李老揭示了其中的奥秘——他每天必喝三花茶。

【配方】

三七花 3 克、玫瑰花 1 克、杭菊花 2 克、龙井茶 4 克，可以根据个人情况调整比例。

【使用方法】

每天沏三次，代茶饮。

【功效】

菊花可以清肝明目，有助于降血压。

三七有活血化瘀、降血压的作用。

玫瑰花有疏肝解郁的作用。

龙井茶清热，炎热的夏天可以喝。冬天可以选择红茶，暖胃。

【注意】

1. 晚上最好不要喝。2. 孕妇和月经量大的人不要喝。3. 脾胃虚寒的人要把龙井茶改成红茶。

◎橘枳姜汤

当身体出现头晕头痛、胸闷气短、胃痛反酸、腹泻便秘、全身酸痛、心悸失眠、记忆力减退等症状，又无法查出确切病因，就要警惕是您身体内的“天空”出了问题。“天空不晴，少阳不展”，人体内的“天空”如果乌云密布，就会影响体内少阳的展发。人体的五脏六腑都需要少阳胆腑的阳气来激发和推动，因此舒达少阳，可以调治百病。

人体的“天空”在哪里？郝万山告诉我们，人体的三焦就是我们的“天空”，三焦通行元气，运行水谷，将营养物质运送到各个脏腑，因此，三焦如果不畅通，就如同乌云密布的天空，人体的每一寸土地都无法接收到阳光，导致浑身上下产生各种疾病。

怎样舒调三焦？国家级名老中医郝万山给大家带来的“传世之宝”，就是出自《金匮要略》的一个经典古方——橘枳姜汤，仅有三味药，却有四两拔千斤的作用，能够理气化痰、畅达三焦，在临床使用非常广泛。

【配方】

橘皮30克：行气，和胃，化痰，降逆。

枳实9克：降气，对胃胀肚胀、嗳气嗝逆效果非常好。

生姜15克：行水和胃，降逆止呕。

【使用方法】

按配方煎煮服用。

【功效】

理气化痰、畅达三焦，促进人体代谢。

◎黄花益肾汤

中医认为肾是人体的先天之本，无论长寿养生，还是治病调理，都离不开肾。如果有气虚、血瘀、水停的这些症状，就要注意可能会有肾病了。在治疗过程中，最重要的就是益气温阳、利水通络，气血水同调。早期预防肾病，如何从气、血、水这三个方面入手呢？国家级名老中医仝小林推荐了他独创的黄花益肾汤。其中黄芪补气、固涩，三七花活血通络，茯苓健脾、利水，鸡肉温补阳气，合在一起熬制成鸡汤，具有补肾益气、活血利水的功效。

【配方】

黄芪 10 克：固表止汗、补气升阳。

三七花 3~5 克：活血通络、化瘀。

茯苓 10~15 克：健脾宁心、利水渗湿。

鸡肉：温补阳气。

【使用方法】

将上述全部材料放在一起熬成鸡汤服用。

【功效】

补肾益气、活血利水。

【注意】

药力比较温和，可以根据体质情况选择合适的食材一起熬汤。

◎玉米须水

岳美中是我国中医治疗肾病的开拓者之一，是我国著名的张仲景经方派老中医。他在治疗肾病方面，有其独特的理论和传承。其女岳沛芬，得其父亲真传，如今也荣获了第六批国家级名老中医的称号。岳沛芬认为玉米须水可以利水消肿、消蛋白尿、强肾。

【配方】

配方 1 玉米须 60 克、芦根 15~20 克：养阴利咽、利肾。

配方 2 玉米须 60 克、白茅根 15 克：白茅根止血、凉血、强肾消炎。

【使用方法】

将上述材料加适量水，用小火煮 30 分钟左右，代茶饮，坚持半年以上始效。

【注意】

发霉的玉米须不能用。

◎补肾汤

国家级名老中医姜良铎说，秋冬季节，自然界气候寒冷，阳气下降，阴气上升，人体与自然相应，阴气盛于外，阳气收敛于内，所以大家往往觉得阳气不足，恣食辛辣温热之品，远凉近热，恣意耗伤阴气，所以冬季最重要不是补阳，而是要注意滋阴。

现在大家耳熟能详的滋补药材非常多，但其实滋补药品有讲究，分层次，一般分为草木类补益药物和血肉有情之品。血肉有情的药品，在滋补功效上要好于草木类补益药物。因为血肉有情之品可以补助人的精、气、神三宝，填补人体之下元，更好地达到调整阴阳、补益气血、填髓生精的功效。

如果有低热、手足心热、午后潮热、盗汗、口燥咽干、心烦失眠、头晕耳鸣、腰膝酸软、疲乏无力等症状，说明有可能阴虚、血虚、精虚了。姜老推荐，冬季滋补的上品就是阿胶，具有补血养血、美容养颜、延缓衰老、滋阴润肺、补益肾精的功效。中药很讲究道地药材，正如陶弘景在《本草经集注》中说的："诸药所生，皆有境界。"中药的产地、气候、生长环境等因素，会直接影响药材的质量、药性的强弱，以致影响疗效的好坏。我国的自然地理环境状况十分复杂，水土、气候、日照等各不相同，地域之间的差距非常大。中药材也是一样，自唐宋以来，逐渐形成了"道地药材"的概念。道地的药材往往品种优良，质量明显优于别的产区的同种药材，而在临床疗效上更是大大好于非道地药材。而对阿胶来说，最道地的阿胶则在东阿。陶弘景："阿胶，出东阿，故名阿胶。"现在阿胶名字的由来，正是来自东阿。

【配方】

阿胶 30 克、大枣 15 克、生姜 10 克、草豆蔻 10 克、棒骨 500 克。

【使用方法】

材料放在一起熬成汤食用，一周吃一次。

【功效】

棒骨骨髓丰富，营养很高。草豆蔻芳香温燥，燥湿化浊，温中散寒，行气消胀，用于脾胃寒湿偏胜、气机不畅者。生姜辛散温通，温中散寒。大枣则能补脾益气。

【注意】

糖尿病患者慎用。

◎萧老养生茶

肾为先天之本，中老年人常肾水不足。肺是肾之母，有时候子病及母，肾水不足也会影响到肺，肺需要水来润它，如果肺阴不足就会出现口干、咳嗽、气短；肾为肝之母，母病及子，肾水不足也会影响到肝。肝肾同源，若肝肾的精血不足，调理气机的功能会受到影响。

所以，肾的功能好，精血才能充足，肝才能得以精血的濡养，它的疏泄功能才能充分发挥。国家级名老中医萧承悰认为，中老年朋友常会因为肾阴虚，引起肺阴不足、肝失疏泄和阴虚生热等问题，萧老养生茶正是针对这些问题来配伍的。

【配方】

胎菊 10 朵、枸杞 8 颗、玫瑰花 6 朵、麦冬 5 粒。

【使用方法】

把药材放在杯子里用开水沏茶即可。

【适宜人群】

肾水不足、阴虚肝旺、口干目涩、目干的人群。

【专家建议】

选用菊花的时候，野菊花不建议做代茶饮用，一般野菊花外用；昆仑雪菊有助于预防动脉硬化，降血脂。

【注意】

偏寒凉，脾胃虚弱、畏寒肢冷、腹泻的人慎用。

◎石菖蒲茶

近年来，随着科技发展，越来越多的人体检会去做 CT 检查。有研究显示，20% 做了 CT 检查的人都发现了肺结节。肺结节如不注意，很容易癌变。据统计，初次 CT 检查发现的肺结节，20% 都是恶性的，剩下 80% 良性的肺结节今后也有癌变的风险。

国家级名老中医姜良铎告诉大家，在中医看来，肺结节是由于气滞、痰湿阻滞而形成了瘀血。肺结节一旦生热化毒，毒邪走窜，最终就会癌变。

如何预防肺结节？姜老带来了一杯由三味药组成的茶饮方，可以预防肺结节的发生。方中用到的石菖蒲有“神仙之灵药”的美誉，能开窍豁痰、轻身益智。三七花可以清热化瘀，玫瑰花可以理气解郁。

【配方】

石菖蒲 5 克：祛湿开胃，开窍化痰，醒神益智。

三七花 3 克：清热化瘀。

玫瑰花 3 克：理气解郁。

【功效】

行气理气、活血化瘀。

【专家建议】

肺结节人群常出现三种状态，这三种状态人群最应当预防肺结节癌变。

湿热状态特点：喜欢抽烟喝酒，饮食辛辣，舌苔黄厚腻。

紧张状态特点：工作压力大，睡眠不好，爱上火。

老年人：气血阴阳的亏虚，出现疲乏无力、纳差等症状。

如果出现浑身疲乏、咳嗽、胸闷、痰中带血或带一些灰色的东西，当及时就医。

【注意】

津液虚，容易口干的人少喝。代茶饮只有辅助治疗和预防作用，如果病情严重，应及时就医。

图书在版编目（CIP）数据

养生堂给女人的 7 堂健康课 / 北京电视台《养生堂》栏目组著 .— 南京：江苏凤凰科学技术出版社，2020.3（2021.9 重印）

ISBN 978-7-5713-0720-2

Ⅰ . ①养… Ⅱ . ①北… Ⅲ . ①女性 – 养生（中医）②女性 – 美容 Ⅳ . ① R212 ② TS974.13

中国版本图书馆 CIP 数据核字 (2019) 第 294094 号

养生堂给女人的 7 堂健康课

著　　者　北京电视台《养生堂》栏目组
责任编辑　樊　明　倪　敏
责任校对　仲　敏
责任监制　方　晨

出版发行　江苏凤凰科学技术出版社
出版社地址　南京市湖南路 1 号 A 楼，邮编：210009
出版社网址　http://www.pspress.cn
印　　刷　天津旭丰源印刷有限公司

开　　本　718 mm × 1 000 mm　1/16
印　　张　14
插　　页　2
字　　数　180 000
版　　次　2020 年 3 月第 1 版
印　　次　2021 年 9 月第 2 次印刷

标准书号　ISBN 978-7-5713-0720-2
定　　价　39.50 元